慈恵医大病院栄養士の
正しくヤセる食べ方

あなたが太っているのは、栄養不足のせい

監修
濱 裕宣／赤石定典
東京慈恵会医科大学附属病院 栄養部

マガジンハウス

はじめに

ヤセない理由は、実は「栄養不足」だった！

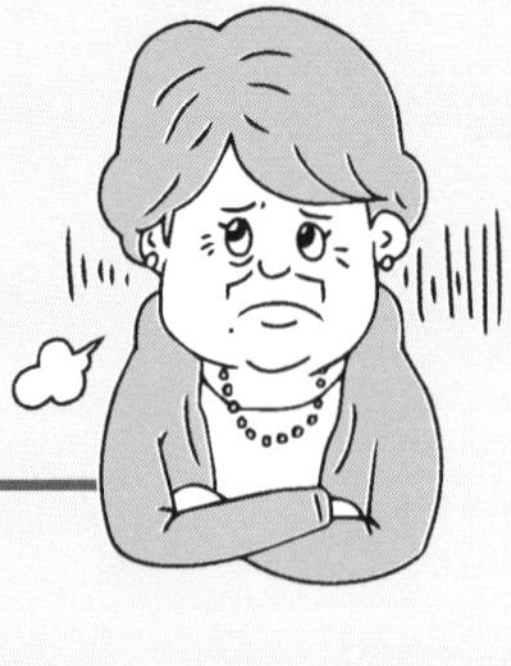

「食べる量を減らしても、体重が変わらない」
「糖質減らして野菜中心で食べているのに、なぜかヤセない！」
そんな不満をもっている方が多いようです。でも……

ヤセないのは当然です。

食べる量を減らしたために、
体の消化吸収、代謝する本来のシステムに、
必要な栄養素が足りなくなっているのです。

たんぱく質、糖質、脂質の三大栄養素に加え、
ビタミンや**ミネラル**の栄養素や**食物繊維**などの成分を
バランスよく摂ることによって、
糖質や脂肪が燃焼しやすくなり、
代謝量がアップしてカロリーが消費しやすくなるのです。

つまり……

自らヤセるための栄養素を減らし、
燃焼を阻害する食べ方をしていたから
ヤセないのです。

ダイエットには不要と思われがちな
糖質や脂質も、エネルギーをつくり出す三大栄養素。
必要ないわけがありません。

それぞれが役割を分担し、
どれが欠けても、偏っても、
太りやすくなるのです。

ヤセるために必要な栄養バランスはコレ!

三大栄養素

たんぱく質 13～20%

筋肉をつくり、基礎代謝量をアップさせる

糖質 50～65%

脳のエネルギー源。
ビタミンB_1と摂ると効率よくエネルギーに変わる

脂質 20～30%

脂肪酸の種類によっては
中性脂肪やコレステロールを減らす

＋

三大栄養素の吸収や代謝を高める

ビタミンB_1,B_2 **ミネラル**

＋

排出・燃焼する力を高めるサポート!

食物繊維

・乳酸菌 ・カプサイシン
・L-カルニチンなど

これらをちゃんと摂れていれば、
肥満も生活習慣病も予防できる!

現代人はむしろ摂取カロリーがダウン

私たちの「栄養不足」を裏付けるデータがあります。

食糧調達が厳しかった終戦後の1947年、日本人の平均摂取カロリー（1日）は1856キロカロリー。高度経済成長期の1970年代には2287キロカロリーに上昇。しかし、それ以降摂取カロリーは減り続け、2010年には1849キロカロリーと、戦後を下回る事態に。

この飽食の時代に「なぜ⁉」と思いますが、

私たちの栄養が不足しているのは、まぎれもない事実。
摂取カロリーが減っているのに、肥満率は増加しているのには、
カロリーの「量」というより、
「中身」のバランスに問題があると言えます。

ダイエットと言うと、
「どう我慢するか」に集中しがちですが、
ビタミンやミネラルをきちんと摂取できていないと、
余計な脂肪を上手に燃焼できません。

食事のバランスを保ち、栄養素を不足させないことこそ、
無理なくヤセる近道となる。
これが、私たち栄養士の基本的な考えです。

ひとつだけ食べ続けてヤセる食材はない！

食べたいのを我慢して、カロリーを抑えるための食事制限。
何年かに一度大ブームが訪れる、
ひとつの食材だけを食べ続ける○○ダイエット。

一時はヤセます。
でも……
それは100％リバウンドすると言えます。

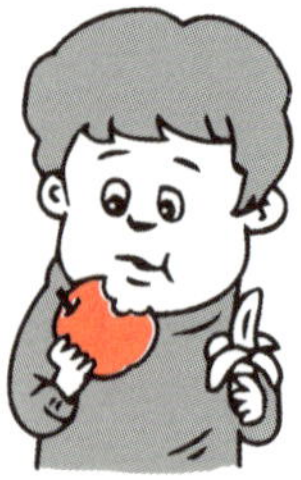

カロリー制限や単品ダイエットを続けていると
体は摂取エネルギーが減ることで緊急事態と認識し、
エネルギーを体内にため込もうとし、消費エネルギーを節約。

筋肉をつくるたんぱく質が不足しがちになると、
筋肉量も減っていき、**基礎代謝も落ちます。**

仮に体重は減って、
ダイエットに成功したからと食事を普通に戻しても、
体はそんなにすぐには対応できません。

基礎代謝がガクンと落ちている分、
摂ったエネルギーはどんどん蓄えられやすくなっていて、
さらに、**食べても食べても満腹感を得にくく、**
過食に陥りやすくなっています。

リバウンド一直線。
せっかくの苦労も水の泡に。

運動でヤセるには、アスリート並のハードルがある

運動は、しないよりしたほうがいいに決まっています。
でも、**運動だけでヤセようとするのはかなり無謀です。**

体重50キロの女性の場合、1時間ずっとジョギングしても290キロカロリー（ショートケーキ1個分）しか消費しません。
かなり高いハードルです。

三大栄養素をバランスよく摂れば、
脂肪の燃焼を担う筋肉づくりや腸内環境の改善も強力にサポート。
運動より食事を変えるほうが、
ヤセやすい体を効率的につくれるのです。

腸内環境がよくないとヤセない

私たちの腸内には体に有益な「善玉菌」、有害な作用を及ぼす「悪玉菌」、どっちつかずで、優勢なほうと同じ働きをする「日和見菌」がいて、その割合は2：1：7。

これらの細菌のバランスがよく、

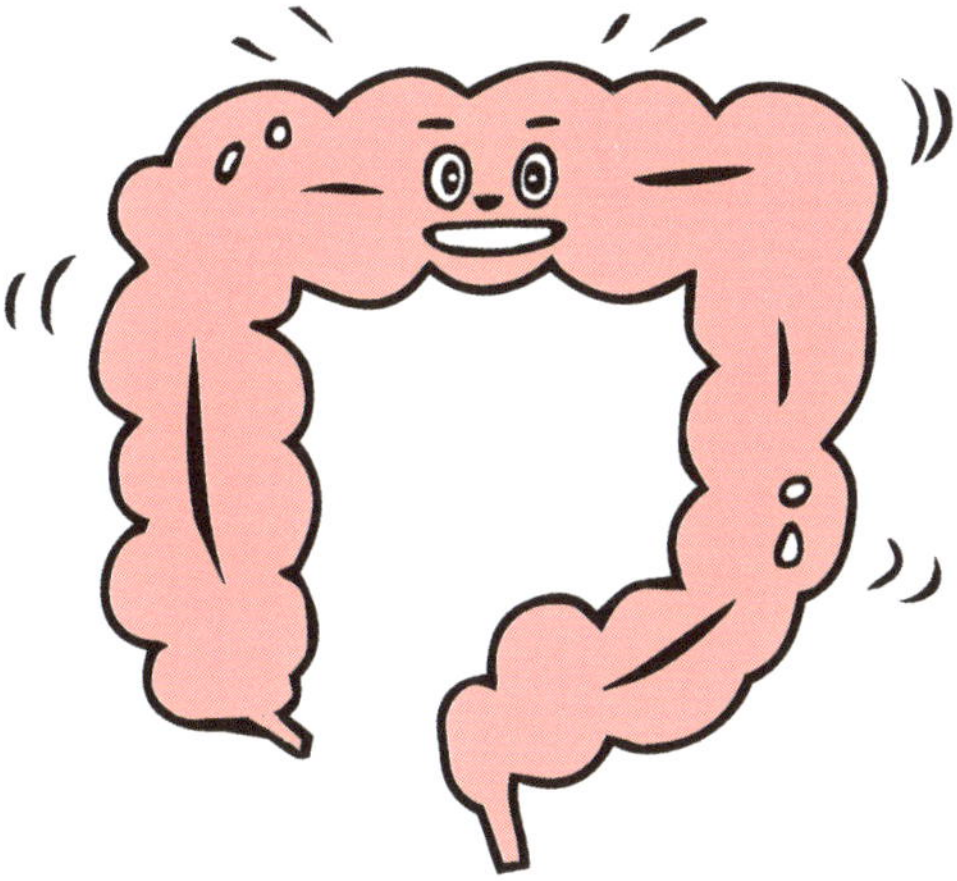

腸内環境が整っていると、
消化、吸収、排泄がうまくいき、
必要な場所に必要な栄養素がスムーズに届き、
代謝が高まってヤセやすい体になります。

逆に腸内環境がよくないと、**腸のぜん動運動が低下し、**
便秘にもなってお腹がポッコリ。
代謝も低下して太りやすくなります。

腸内環境をよくするには、
善玉菌である**乳酸菌**やビフィズス菌を含んだ食材を食べること。
さらに、善玉菌のエサになる**食物繊維**を含んだ食材もおすすめです。

食事の量ではなく、
栄養バランスから考えた
慈恵医大病院
栄養士の
正しくヤセる食べ方を
はじめませんか？

目次

第2章

ヤセる食べ方

あなたの栄養不足を解消する

第3章ダイエットの救世主

大麦で無理なくヤセる！

第4章

栄養士だけが知っている ヤセる栄養素

第5章食べたい気持ちをラクに抑える

食欲コントロール

第6章

老けない食べ方で 肥満も病気も遠ざける！

ブックデザイン　小口翔平＋山之口正和＋岩永香穂（tobufune）
イラスト　ヤギワタル
図表制作　アルファヴィルデザイン
取材　土田由佳
撮影　中島慶子
　　　j Ess/PIXTA
協力　株式会社はくばく

第 1 章

ダイエットを
成功させる
太らない
食事の常識

太らない常識1

カロリー制限をしてはならない

「カロリーは、消費量より摂取量が多いと太る」

これは誰もが疑わない、栄養学以前のダイエットの常識です。
たとえば、1日で2000キロカロリー食べた場合、2000キロカロリー以上消費すれば体重は減少する。また、2000キロカロリー以下の消費ならば体重は増加する。このことは、間違いではありません。

しかし**食事制限のダイエットをすると、ほぼ100%リバウンドします。**食べる量やカロリーばかり気にするため、何かを減らす発想になり、いつの間にか**「栄養」も足りていない体に。**自ら太りやすい体にさせているのです。

正しくヤセる食べ方は？

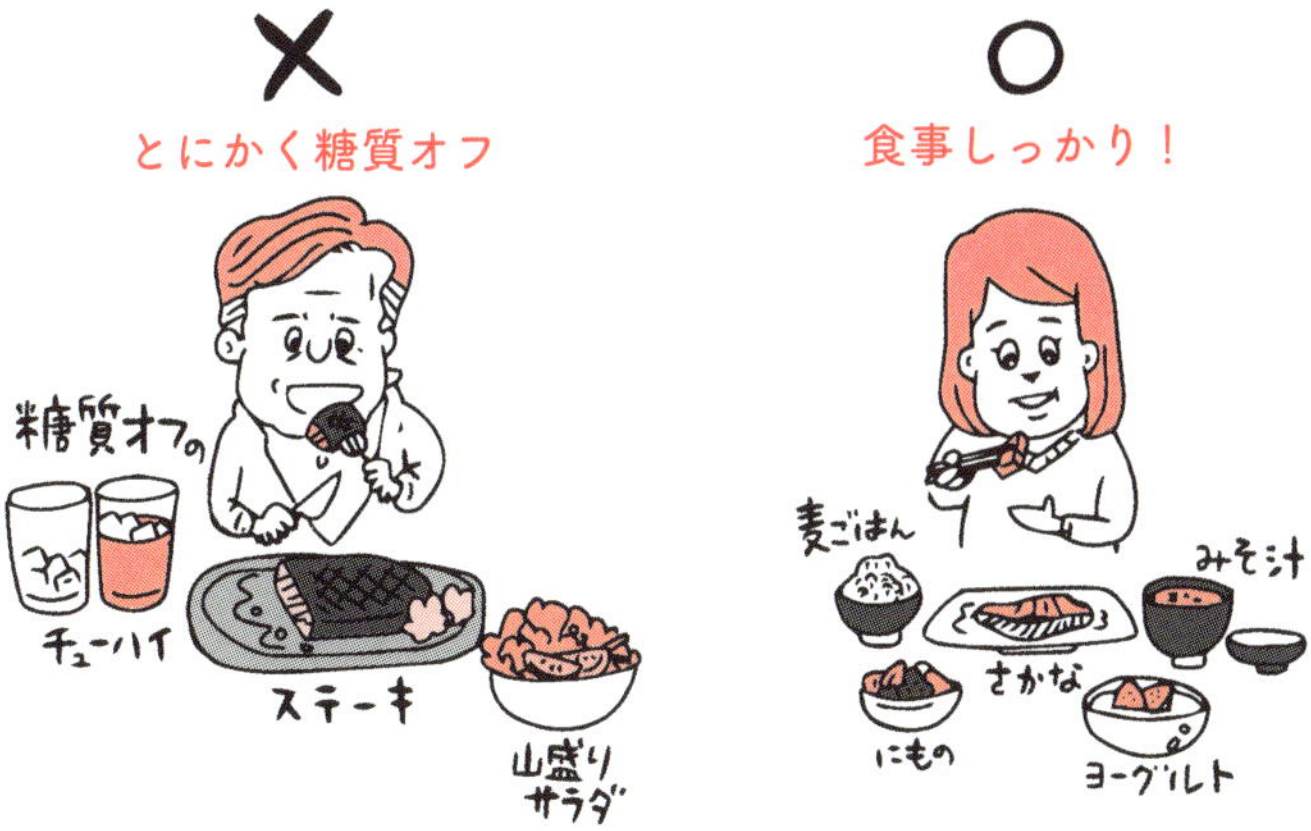

「量」ではなく、「質」で考える

ヤセたい人にとって、カロリーよりも気にしなければいけないのは、**「栄養素」**です。

たとえば、**たんぱく質**が不足すると、筋肉をつくれずに基礎代謝が下がります。**糖質**は食物繊維を含んでいるため、足りないと腸内環境が悪化し、脂肪をため込みやすくなります。**脂質**も体温を維持したり、排泄しやすくさせます。

このように、たんぱく質、糖質、脂質の三大栄養素をきちんと摂ることは、食事バランスを高め、自然と脂肪をためにくい体質につながるのです。

栄養素の合わせ技で、脂肪燃焼が高まる！

食材に含まれる栄養素の組み合わせ（食べ合わせ）により、脂肪燃焼を促すものもあります。

たんぱく質はビタミンB_6、糖質はビタミンB_1、脂質はビタミンB_2と一緒に摂ると、効率よくエネルギーに変えてくれます。

食物繊維は、ヤセる体に必要な腸内環境を整えますが、食事の最初に摂ることで、血糖値の上昇もおだやかにしてくれます。

このように必要な栄養をかしこく摂って、**メニューの中身や食事時間など、食べ方に気を配るほうが、ヤセる体づくりの近道になります。**

太らない常識２

過度な「糖質オフ」はＮＧ

「糖質＝砂糖」というイメージがあると思いますが、**糖質とは炭水化物から食物繊維を除いたもののこと**です。米やパン、麺などの穀物類、トウモロコシやカボチャなど甘みのある野菜、フルーツに糖質は多く含まれています。

糖質は体内に取り込まれるとブドウ糖に変わり、体を動かすエネルギー源として吸収されます。特別な環境下を除き、**脳や神経系にとっては、糖質が唯一のエネルギー源**でもあるため、糖質を摂らないでいいわけがありません。

また、「ヤセたいなら代謝を上げろ」と言われますが、１日に消費される総エネルギーの7割が基礎代謝。これは、じっとしていても消費されるということ。

消費エネルギーの内訳はどうなっている？

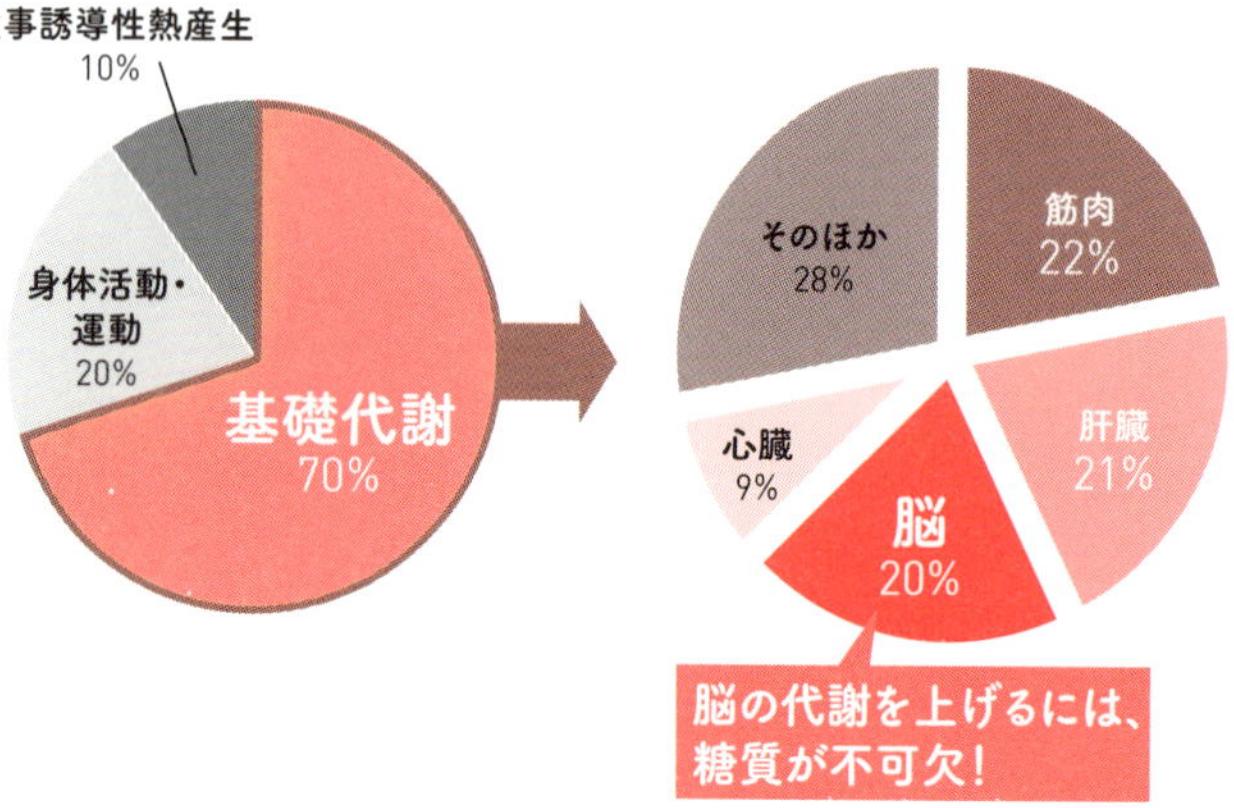

厚生労働省「日本人の食事摂取基準」／2010年 厚生労働省「人口動態統計」

このうち脳は、体重の2%の重さしかないにもかかわらず、20%ものエネルギーを消費します。

つまり、**糖質を摂ることが脳の代謝を高め、消費エネルギーアップにつながっている**のです。

お米だって食べていい

白米は糖質が多く含まれていますが、茶碗1杯に換算すれば約55グラム。1日に必要な糖質は女性250グラム、男性330グラムほどなので、実はそれほど心配する必要はありません。

それよりも、ヤセるために我慢して好きなごはんを抜くより、腹持ちのよいごはんを食べたほうが、空腹ストレスとも無縁になります。

また、食物繊維がたっぷり含まれている大麦を混ぜる「**麦ごはん**（P96）」なら、最も効果的。糖質の吸収をゆるやかにして血糖値を抑え、便通もよくします。

糖質が心配なフルーツは…？

フルーツの果糖は、体内で脂肪に変わりやすいため、摂りすぎには注意です。間食に食べるよりも**食事と一緒や食後すぐ**のほうが、血糖値の上昇がゆるやかになるため太りにくいと言えます。

夜遅く食べると消費する時間が短くなってしまうので、「夕食後のフルーツ」はできるだけ控え、**朝や日中**に食べることが望ましいです。

太らない
常識3

「脂肪」はむしろ必要

脂質は1グラム当たり9キロカロリーと、炭水化物やたんぱく質の2倍以上。「だから太りやすい！」とダイエットの敵として見なされてきました。

しかし、**脂質は食べたらそのまま脂肪になるわけではなく、消化・分解されます。**過剰摂取して余った分がたまることになりますが、それは脂質に限ったことではなく、糖質も同様です。

また脂質は、糖質やたんぱく質に比べて消化の始まりが遅く、吸収されるまで時間がかかる栄養素です。つまり、**腹持ちがいい**というメリットがあります。

さらに、糖質は脂質と一緒に摂ると血糖値を抑えたり、ビタミンEと一緒に摂ると、腸を刺激して排便をスムーズにしてくれる働きも見逃せません。

油は大きく2つに分かれる

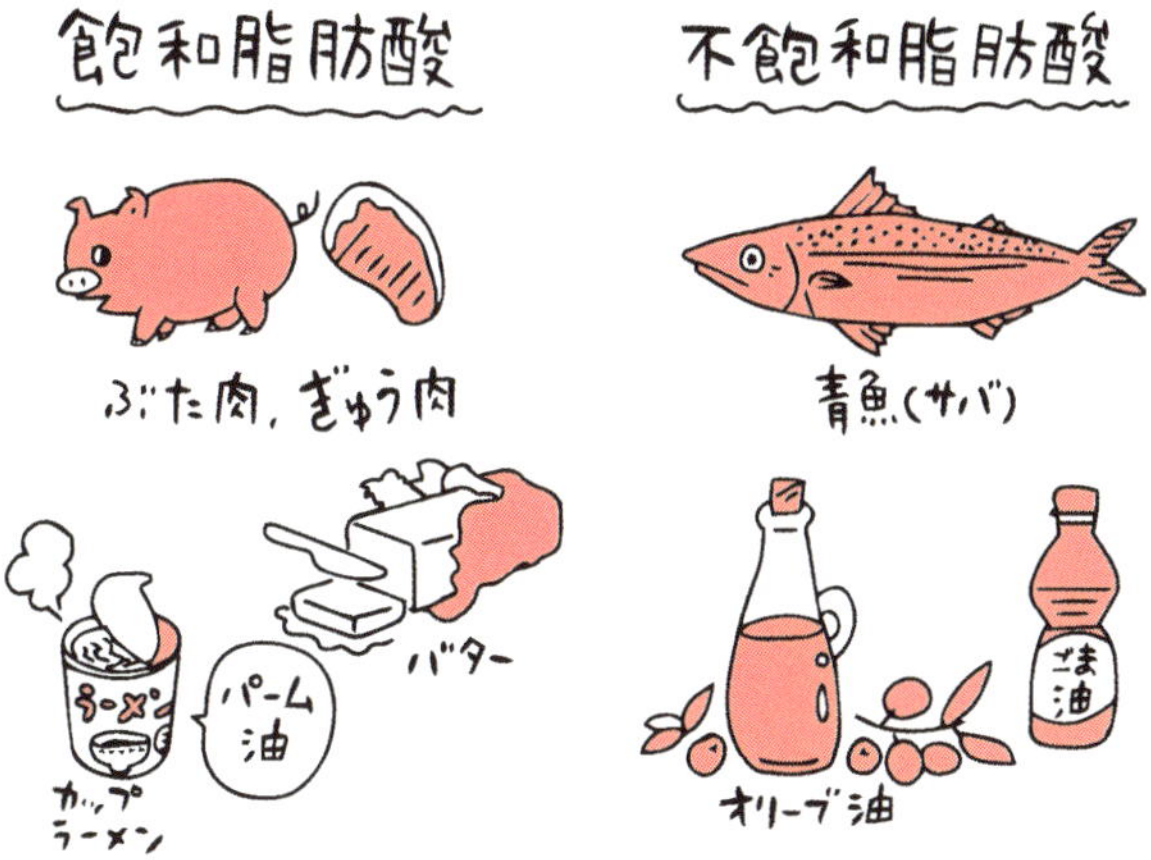

動物性脂肪の摂りすぎに要注意

脂質は、分解された後に体中の細胞膜になるため、**良質な油を摂る**ことも重要。

P174で詳しく紹介しますが、油は、オリーブオイルや魚に含まれる「不飽和脂肪酸」と、肉や乳製品に含まれる「飽和脂肪酸」に分けられます。この飽和脂肪酸は常温では固まっていて、**中性脂肪やコレステロールを増やす原因**になります。動物性脂肪の摂りすぎには、よく注意しましょう。

太らない
常識4

「野菜ファースト」で血糖値管理

「血糖値」という言葉は多くの人が知っていると思いますが、この数値が高い状態が肥満を招きます。

食事をすれば、血糖値は上がったり下がったりするのですが、体内の糖が余ると脂肪としてため込みます。これが太る原因です。また、血糖値の振れ幅が激しくなれば、血管や内臓にもダメージを与えることにもなります。

ですから、**血糖値を正常に保つことが、太らない体づくりにとても重要。**

そこで、血糖値を上げにくい食べ方を習慣にしてみてください。

まず、**食物繊維の多い野菜を、食事の最初に食べること。**野菜は食物繊維の働きによって糖質の吸収をゆるやかにしてくれ、コレステロールを吸収しにくくし

食べ順による血糖値上昇の違い

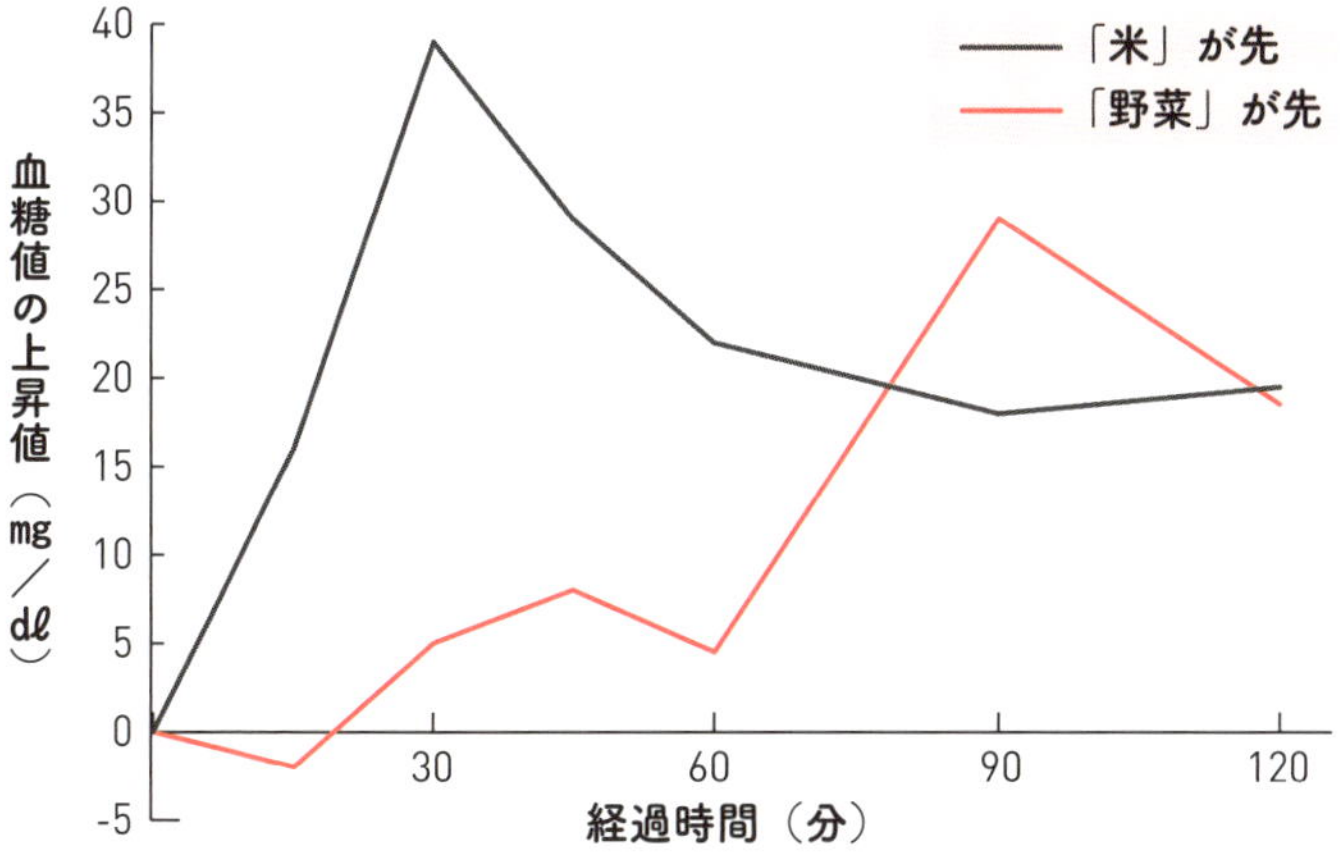

日本糖尿病学会誌「糖尿病」2010年2月号

ます。

一方、主食であるごはんや麺類などの炭水化物はただちに吸収されやすく、先に食べると血糖値が急上昇し、食後もしばらく高血糖が続きます。

居酒屋の流れが理想的な食べ方

食べる順番は、**①野菜→②肉や魚などのたんぱく質→③ごはんなどの炭水化物（糖質）**が理想です。

居酒屋へ行き、まずはお通しのキャベツやサラダ、次に唐揚げや焼き魚など、最後に締めにお茶漬けや焼きおにぎり。こんな注文をする人が多いと思いますが、この順番こそ、血糖値を上げにくい食べ方でした。

しかし、普段の食事で、この食べ順を徹底するのは辛いものがあると思います。

そんなときは「野菜ファースト」を合い言葉に、**野菜ジュースを食事の30分前に飲むだけでも、血糖値の上昇をゆるやかにする効果があります。**

太らない常識5

野菜は量よりも種類

厚生労働省が推奨している1日に必要な野菜の摂取量は350グラム。この量を毎日摂っていれば、不足はないということです。

ただ、野菜ならなんでもよくて350グラムさえ摂ればいいかというと、そうではありません。極端な話ですが、キャベツばかり、キュウリばかりで350グラムを摂ればいいということではないということ。

つまり、**「どんな野菜を食べているか」**のほうが重要なのです。

忘れられがちなのですが、厚生労働省が推奨する1日の野菜の摂取量には、**淡色野菜230グラム、緑黄色野菜120グラム**という内訳があります。ヤセる体

野菜を選ぶときは？

淡色野菜＝230g
キャベツ、レタス、白菜、ゴボウ、大根、レンコン、玉ねぎ…

- 食物繊維が豊富
- 血糖値の上昇を抑える
- 水にさらさないこと

緑黄色野菜＝120g
にんじん、トマト、ほうれん草、ブロッコリー、しそ、サニーレタス…

- カロテンが600μg/100g以上
- 血糖値の上昇を抑える
- 油と一緒に摂取

サラダと言っても、じゃがいも、カボチャ、春雨、マカロニ、マヨネーズには注意！

厚生労働省「健康日本21」

づくりのためには、全体量よりも、この内訳をきちんと理解していることが大事です。

「濃い野菜のほうが栄養価が高い」は間違い

淡色野菜は比較的食物繊維が豊富です。キャベツや大根が、その代表例。

これらの野菜は「なんだか味気ないし、栄養なんてほとんどないのでは？」と思われがちです。

しかし食物繊維は糖質などの吸収をゆるやかにし、血糖値の上昇を抑えるため、ヤセる食事としては**真っ先に食**

べたい野菜なのです。

また、淡色野菜に含まれているビタミン類は、水に溶ける水溶性のものが多いため、**切ってから洗ったり、水にさらすことはNG**ということも覚えてください。せっかくの栄養がすべて流れ出てしまいます。

一方、色鮮やかな緑黄色野菜は、油に溶けやすい脂溶性のビタミンやカロテンが豊富。これらは**油と一緒に摂ることで、吸収率が高まります**。

サラダだったらオイルドレッシングをかける、もしくは油で炒めるなどして食べるようにしたほうが栄養をしっかり吸収するので、ヤセる体になるのです。

太らない
常識6

夕食の比重を減らす

実は、**晩ごはんの比重を減らすだけでもダイエットに効果大です。**晩ごはんは1日のなかで最も睡眠に近い時間帯に摂る食事なので、消費できる量が少なく、脂肪が蓄積されやすいからです。にもかかわらず、一般的に夕食を一番たくさん食べる人が多いと思います。

だからといって、夜に質素すぎる食事に切り替えても長続きしません。付き合いの外食や疲れを癒やすために、どうしても豪華になりがちな晩ごはんを、ちょっと意識して**「控えめ」**を心掛けてみましょう。

晩ごはんの比重が軽くなると、朝起きたときにいい具合にお腹が空き、朝ごはんをしっかり食べることができるようになります。これも狙いのひとつです。

夜の比重を、朝と昼へ回すイメージで

朝昼晩の食事の比重を考えてみてください。

「2：4：4」、もしくは「2：3：5」なんてことになっていませんか？

病院食でも理想としているバランスは**「朝3：昼4：晩3」**です。

夕食の比重を減らす代わりに、朝や昼の量を増やすこと。日中に多めに食事を摂っても、消費する時間はたっぷりありますから。

また、ヤセることだけいうと、できるだけ多数回に分けて食べたほうが血糖値を上げにくいため、脂肪蓄積を予防できます。

食事を1日4回以上にするのは難しいかもしれませんが、P148で紹介する「間食」を上手に選んで摂取することで、食べすぎなくなります。

太らない常識7

いい腸内環境にして、脂肪や糖の吸収を抑える

食べた物の約90％は、小腸で栄養素を吸収されて消化物となります。そして大腸へ送られ、水分の95％ほどを吸収されて便になります。

腸内には200種類以上、100兆個以上もの細菌があり、ビフィズス菌や乳酸菌など体にとって有益な**「善玉菌」**、悪影響を及ぼす大腸菌やウェルシュ菌などの**「悪玉菌」**、優勢なほうに働く**「日和見菌《ひよりみ》」**で構成されています。

2メートル近くある大腸の奥は、腸内細菌がたくさん存在する大切な場所。通常は善玉菌2：悪玉菌1：日和見菌7の割合ですが、ここで腸内細菌のバランスが崩れ、悪玉菌の多い環境が続くと、便秘を招いて老廃物を排出しにくくなり、代謝がダウン。脂肪も体内にたまりやすくなってしまいます。

ヤセやすい腸内環境の勢力図

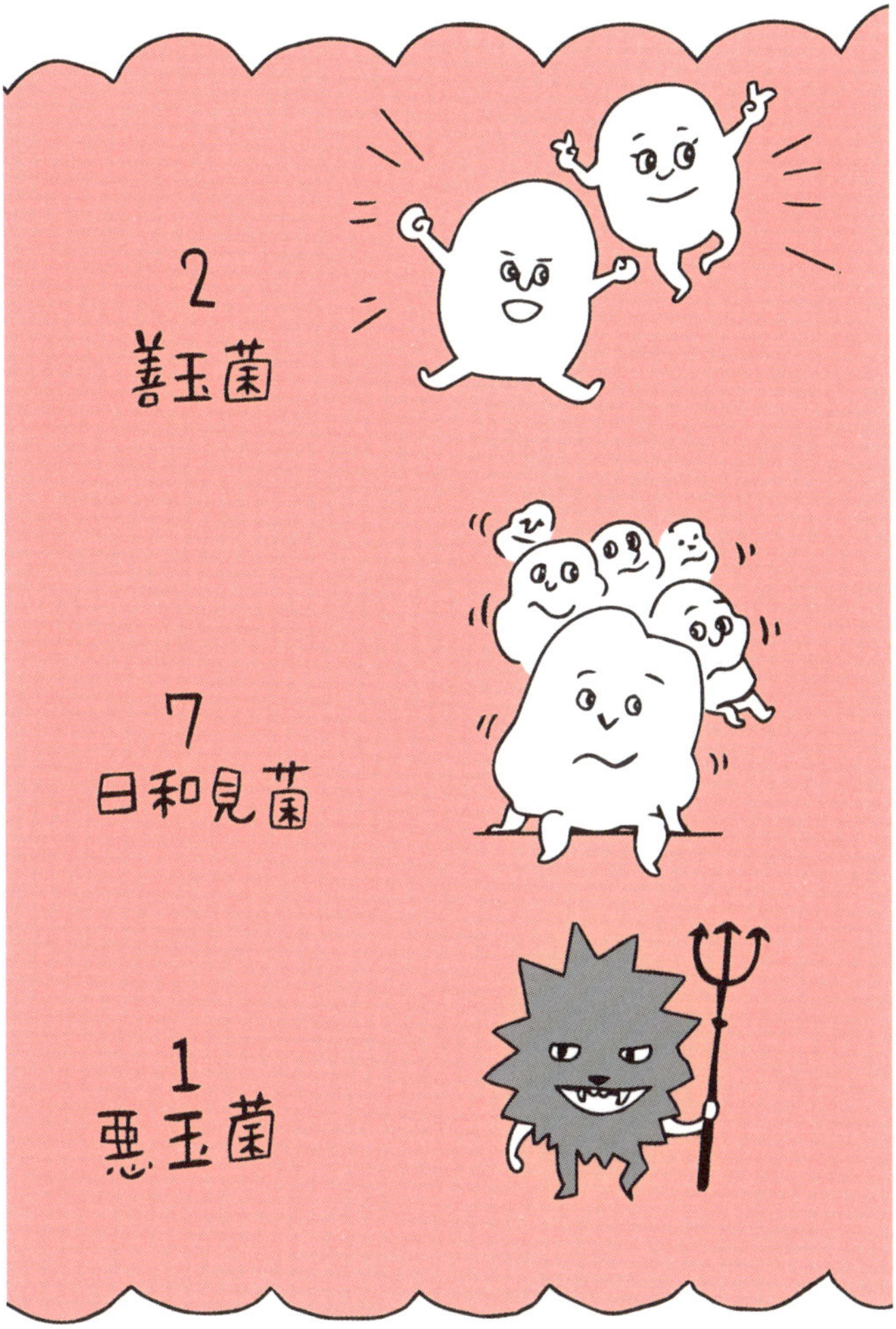

食物繊維が善玉菌を増やす

腸内環境を整えるのに効果的なのは、食物繊維です。善玉菌を増やすため、相対的に悪玉菌を減らすことになり、腸の調子がよくなります。

また、不溶性食物繊維（P127）は腸の運動を活発にして排便を促し、水溶性食物繊維は、腸内でゼリー状に変わった物質の働きで、糖質の吸収をゆるやかにして血糖値の上昇を抑えます。

こうして、ヤセやすい体に導いてくれるというわけです。

最近では、日和見菌のなかにも脂肪を燃焼したり、吸収を抑える働きがあると言われています。この働きをよくするためにも、**食物繊維を多く含む大麦や野菜、ヨーグルトや納豆などの発酵食品**を積極的に摂り、腸内環境をしっかり整えましょう。

太らない
常識８

塩分を控えめにする

塩分の1日の摂取基準量の目安は、成人男性が8グラム未満、女性が7グラム未満です（厚生労働省「日本人の食事摂取基準」）。

ヤセたい人は、この基準量未満であれば問題ありません。ただ、外食をするとなると、この量で抑えるのはとても難しいのが現状です。

塩分の摂りすぎが続くと、しだいに血圧が上がって高血圧を招きます。すると、動脈硬化や脳卒中など、命にかかわる病気のリスクを高めることになるため、注意が必要です。

そして、**塩分の摂りすぎは余計な水分を体内にため込むことになります。**体がむくむことで体重が増え、血流が滞り、体に不用物もたまりやすくなってしまうため、塩分の意識もダイエットには重要なのです。

麺だけ食べて、スープは残す

最初に述べましたが、外食をするとどうしても塩分の摂りすぎになります。たとえばラーメンには、麺に2グラム、スープに4グラムほどの塩分が含まれているため、スープを残すだけでも控えめにすることができます。

塩気の多いおかずを食べるとごはんをたくさん食べたくなったり、アルコールもすすみます。

塩分を基準量未満におさめることが、食べすぎ予防にもなることを意識しておいてください。

太らない常識9

何歳からでもヤセられる

P46のグラフからもわかるように、年齢が上がるにつれて、私たちの基礎代謝量が下がるのは事実です。

加齢による代謝低下の大きな要因は、**筋肉量の減少**です。すなわち、年齢とともに筋肉が減るから、代謝が落ちてヤセにくい体になるということ。

しかし、「もう歳だから……」といってダイエットを諦める必要はまったくありません。

むしろ、スッキリとした健康な体は、毎日の正しい食事の積み重ねなくして手に入れることはできないのです。

ハードな運動をしなくても、本書に書かれている食事法をひとつひとつ実行し

年齢別基礎代謝量の推移

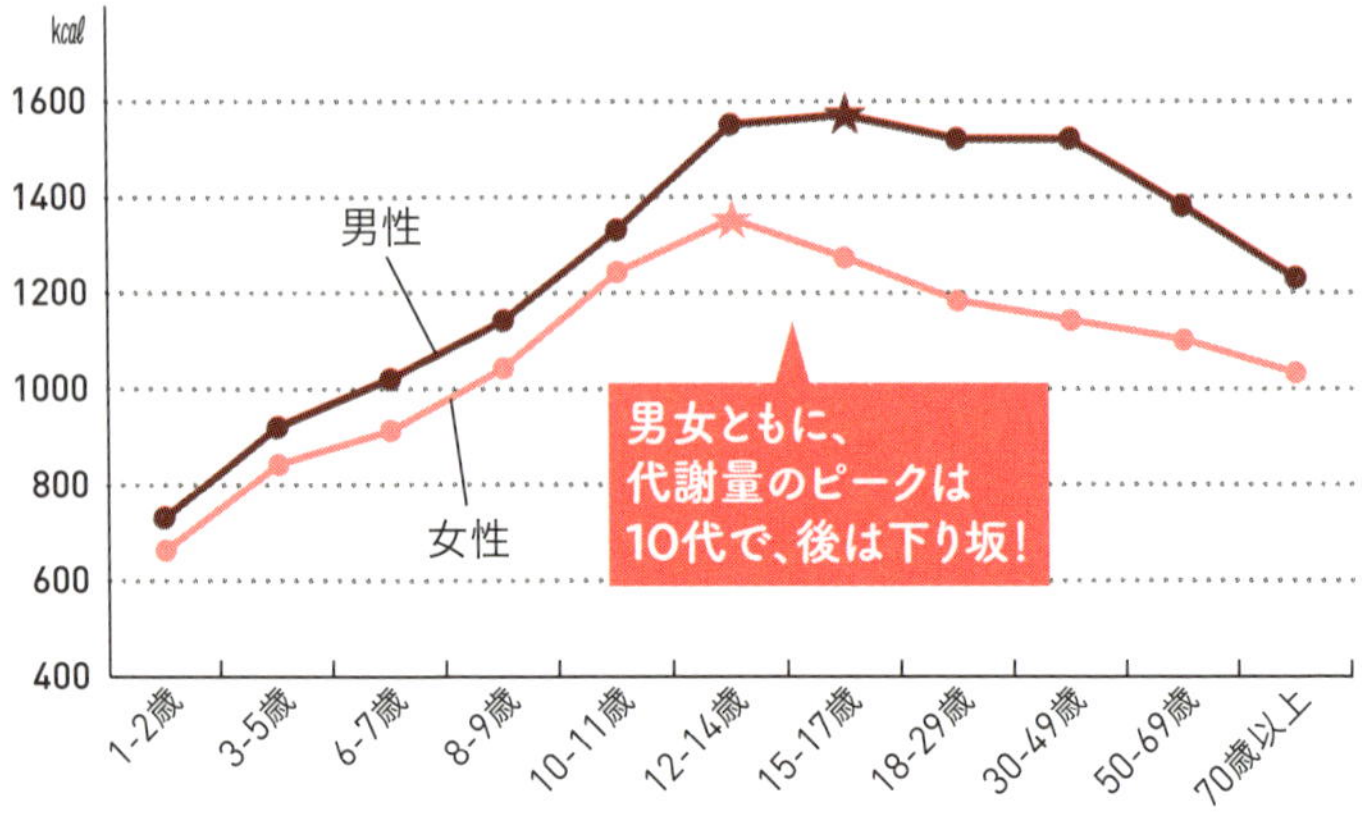

厚生労働省「eヘルスネット」

ていけば、確実に太らない体に近づきます。

たんぱく質を摂って筋肉をつける

加齢とともに代謝が落ちてしまうならば、維持できる食事に変えることが大切。**筋肉をつくるたんぱく質をきちんと摂る**ことが肝心です。

たんぱく質には動物性と植物性があるので、どちらも同じくらいの割合で摂るようにしましょう（P111）。

また、アボカドやバナナなどに含まれているビタミンB_6はたんぱく質や脂質に不可欠な栄養素。一緒に摂ると、さらなる代謝アップにつながります。

ただ、たんぱく質は摂りすぎにも注意してください。一度に吸収できる量が限られており、過剰摂取は腎臓に負担がかかり、血糖値をコントロールするインスリンの働きが悪くなることがあります。また、カルシウムの尿中排泄量が増加し、骨粗鬆症《こつそしょうしょう》につながる可能性もあります。

たんぱく質を摂って筋肉をつけたら、有酸素運動で消費エネルギーを上げることも忘れずに行ってください。

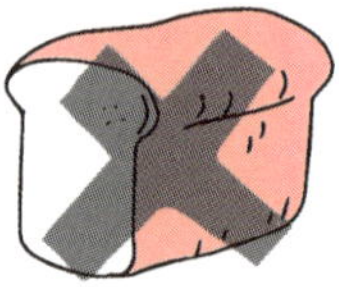

Q 早くヤセたいんです。糖質オフダイエットをしてもいいですか？

A 継続して行うのはNG！

糖質は体を動かす大切なエネルギー源であり、脳や神経系にとっても重要な栄養素。ただ、摂りすぎれば中性脂肪として蓄積しますし、血糖値も急激に上昇させ、太ることにつながります。そういう意味ではコントロールする意識を持つことは大切ですが、たんぱく質や食物繊維と一緒に摂ることで、カロリーを効率的に消費することができます。

糖質を抜くと、確実にヤセます。でも、継続すべき健康的な食べ方ではありません。どうしても早く結果を出したいという人は、あまりおすすめはできませんが、お試しで短期間(3日程度)という条件付きで、栄養バランスを意識して取り組んでください。

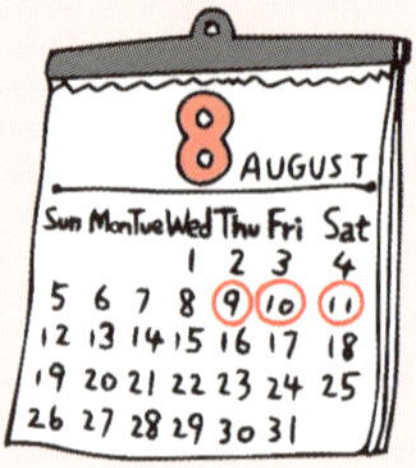

第2章

あなたの
栄養不足を解消する
ヤセる
食べ方

おかずの食べ方

たんぱく質のおかずを増やす

たんぱく質は、炭水化物や脂質と同じようにエネルギー源になる栄養素。筋肉をつくるので、きちんと摂れば、**筋肉がつく↓基礎代謝が上がる↓ヤセやすい体になる仕組み**になっています。

だからこそ、たんぱく質不足で筋肉が減ることは避けなければなりませんが、P6のカロリー同様、日本人のたんぱく質摂取量はここ数年減少傾向にあります。

ささみではなく、鶏もも肉でOK

たんぱく質の食べ物といってすぐに思いつくのは、「鶏ささみ」ではありませんか？　しかしボディビルダーを目指している人でなければ、なにも鶏のささみにこだわる必要はまったくありません。

鶏のささみはたんぱく質を含む食品のなかで、低脂肪なだけ。鶏肉ならば、実はむね肉やもも肉とたんぱく質の量は大差ないので、皮の部分だけ注意すれば、食べたい部位を選べばよいでしょう。


それよりも、牛や豚肉、マグロやカツオなどの魚の**動物性たんぱく質**と、豆・大豆類の**植物性たんぱく質**をバランスよく食べることが大切です。

とくに、大豆類に含まれている「大豆たんぱく質」は、豆のままで食べると消化吸収率が低めですが、加工することで豆腐なら約95％、納豆なら約91％と高くなります。

たんぱく質の1日の摂取目標は、総エネルギーの13〜20％とされており、成人女性だと1日50グラム、男性だと60グラムが目安です。

たとえば、鶏の唐揚げ3個に20グラム、ツナ1缶に15グラム、納豆1パックに8グラム、卵1個に7グラム。大体これくらいで、1日に必要な50グラムを摂ることができます。

おかずの食べ方

理にかなった2つのヤセる最強おかず

ふだん何気なく食べていたものが、実はヤセる最強のおかずだったということがあります。それぞれの食材が持つ栄養素が互いに働き、ヤセるおかずとなる2つのメニューを紹介します。

豚肉の生姜焼きはタマネギも一緒に炒める

1つめのおかずは**「豚肉の生姜焼き」**。ただし、スライスしたタマネギを一緒に炒めるのが前提条件です。

まず、豚肉には糖質をエネルギーに変えるビタミンB_1がとても豊富。ビタミン

B_1が不足すれば、糖質はそのまま脂肪に変身し、蓄積されてしまうため、ヤセるためには必須と言えます。

そしてタマネギ。タマネギに含まれている**アリシン**は、血液サラサラ効果としても知られていますが、**ビタミンB_1の吸収率を高める**ことがわかっています。豚肉をタマネギと一緒に食べることにより、豚肉が糖質をエネルギーに変える力が格段に上がるのです。

味付けとして重要な役割を担う生姜も、ヤセる体づくりに大切な働きをします。生姜の辛み成分のジンゲロールは、加熱すると**ショウガオール**に変化して、血行を促進。体が温まるので、基礎代謝も上がります。

お皿に盛りつけるときには、千切りキャベツをお忘れなく。満腹感を得やすく、先に食べれば血糖上昇を抑えてくれます。

豚肉の生姜焼きが「炒める」調理法であることも、ヤセるおかずの要因のひと迷ったら、生姜焼き！

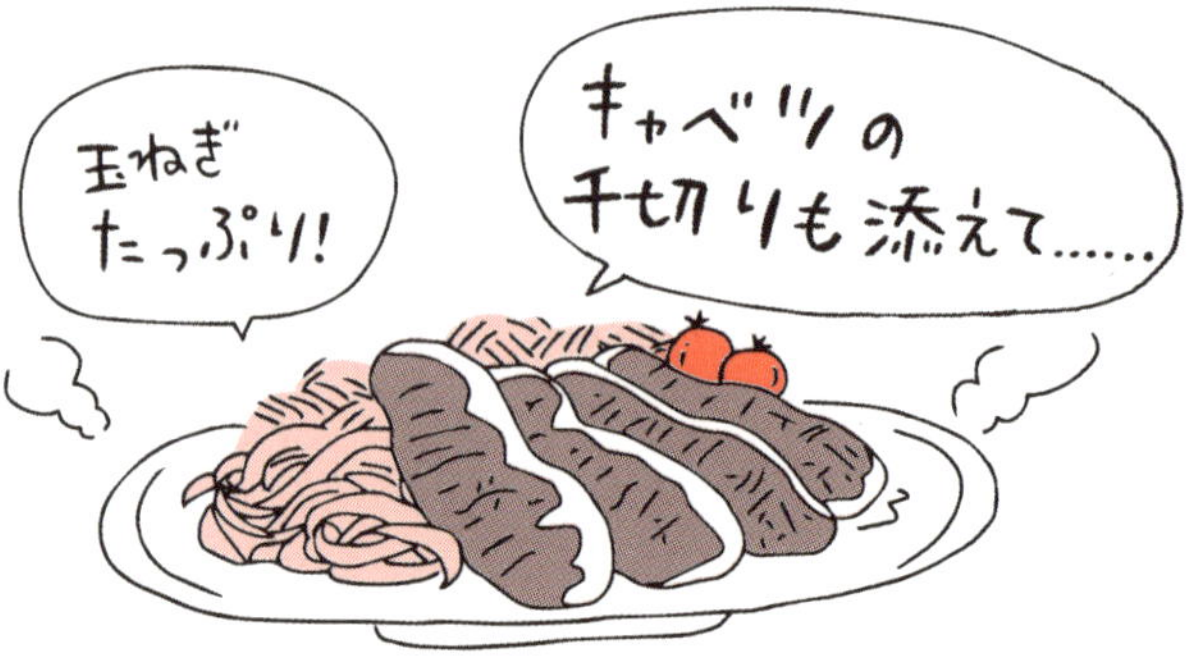
玉ねぎ
たっぷり！
キャベツの
千切りも添えて……
食べごたえ抜群！

ってです。

豚肉に含まれるビタミンB1は水に溶ける水溶性。ゆでると50％以上が流れ出てしまうため、「ゆで豚」はできるだけ避けたい調理法です。

血糖値の上昇を抑える「鶏のさっぱり煮」

2つめは**「鶏のさっぱり煮」**。鶏の手羽元をしょうゆとお酢で煮る、さっぱりとした煮物です。

お酢はヤセる体づくりをサポートしてくれる調味料ナンバーワン。

食後の血糖値が急上昇するのを防ぐ

力があることがわかっています。また、内臓のまわりにつく**内臓脂肪を減少させる働きがあります。**

少し余談になりますが、お酢には肉のたんぱく質を分解し、やわらかくする作用も。骨付き肉の身離れもよくするので、鶏手羽をお酢で煮ることにより、やわらかくておいしく、食べやすい料理になります。

刺身で中性脂肪を撃退!

ヤセるために刺身を食べる……というと、低カロリーで糖質も少ないからだと思われがちですが、意味合いが違います。

刺身には、**中性脂肪(いわゆる体に蓄積した脂肪)を減らす栄養素が豊富に含まれている**のです。とくに血中の中性脂肪は高い状態が続くと動脈硬化につながり、脳梗塞や心筋梗塞などを引き起こすリスクも高まります。

EPAとDHAを逃さず摂れるスゴい刺身

刺身と言っても、サンマやイワシ、サバ、アジなどの**青背の魚を選ぶこと。**また、マグロならトロの脂がのった部分がおすすめです。中性脂肪を減らすのは、

EPAが豊富な魚はどれ？

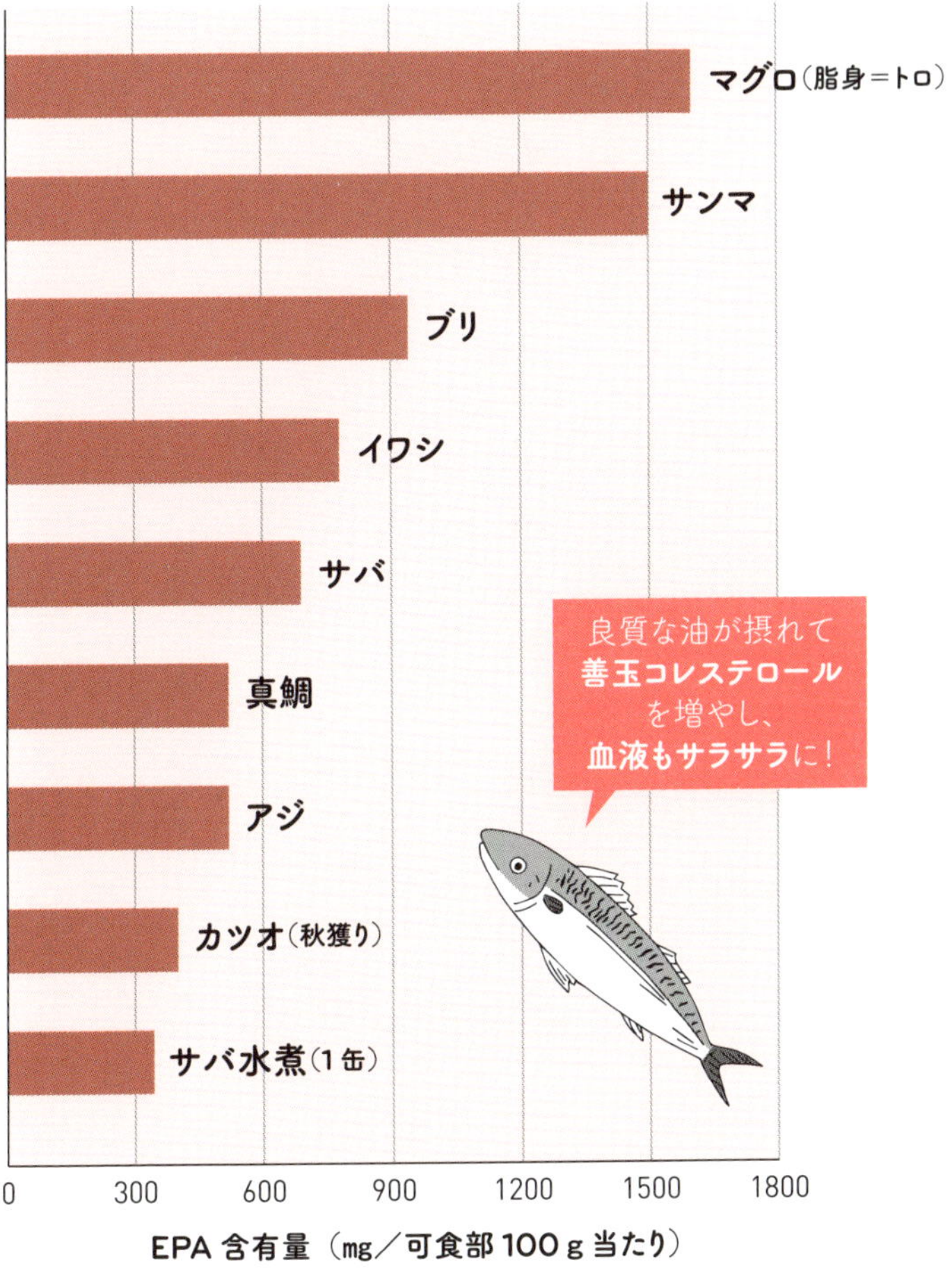

文部科学省「日本食品標準成分表2015年版（七訂）」

これらの魚の脂だけに含まれている**EPA**と**DHA**という成分です。

ＥＰＡとＤＨＡは血液をサラサラにして血栓症や動脈硬化の予防、脳の働きを高めたり、体によいことしかないスゴい栄養素です。

刺身で食べるとよい理由は、焼いたり、揚げると栄養価を大幅に損失してしまうから。魚を焼いているとき、焼き網からポタポタと脂が落ちる中にＥＰＡやＤＨＡが含まれているというわけです。

魚の缶詰でも、中性脂肪を減らせる

中性脂肪を撃退するＥＰＡとＤＨＡですが、じつはもっと手軽に摂れる方法も。それが缶詰です。サバやイワシなど骨ごと入っている**水煮缶詰**にはＥＰＡ・ＤＨＡが豊富。しかも刺身よりずっと安価です。詳しくは、Ｐ１０３でも解説します。

おかずの食べ方

揚げ物は選び方次第

揚げ物を積極的に食べようとするヤセたい人はいません。たとえ体にいいと言われているオリーブオイルで揚げたとしても、摂りすぎては太ってしまいます。それでも、外食で食べたいときはあると思います。ここでは、揚げ物を選ぶときに気をつけてほしいことをお伝えします。

揚げ物の種類と切り方に着目

揚げ物は**食材の表面積に比例して、油を吸う量が増加**します。
同じ重さの肉をカツにする場合、1枚のカツにするより一口カツにしたほうが表面積が広くなり、油の摂取量が増えることになります。

揚げ物の吸油率の違い

	吸油率	食材例	
素揚げ	3〜14%	じゃがいも(拍子切り)…4% じゃがいも(千切り)…6% 揚げ餅…5%	さつまいも(くし形切り)…3% なす…14% 春巻き…12%
唐揚げ	5〜13%	鶏唐揚げ(皮付き)…5% 小あじ…13%	切り身魚…5〜7%
フライ	7〜20%	コロッケ…7% ロースカツ…13%	えびフライ…12% アジフライ、カキフライ…20%
天ぷら	10〜35%	えび…10% れんこん…19% かき揚げ(えび・野菜)…35%	きす、いか…17% しいたけ…23%

女子栄養大学出版部「調理のためのベーシックデータ」

一口大のフライドポテトと、千切りにしたフライドポテトでも、細かいほうが油をよく吸いますから、食材の切り方は**できる限り大きめ**が望ましいでしょう。

揚げ物の種類によっても、吸油率に差が出ます。

基本的には**天ぷら→フライ→唐揚げ→素揚げ**の順に、油の量が多くなっています。食材の違いも大きく、ナスのように水分を多く含むものは吸油率が抜群に高くなるので注意が必要です。

主食選びのコツ

主食のパンをごはんに替えた途端ヤセる！

3食のうち、1食か2食の主食がパン、という人は多いのではないでしょうか？

ごはん（白米）とパン（白い食パン）。どちらも定番の主食ですが、ごはんは水分をたっぷり含み、パンのように塩や脂質はほとんど入っていません。またP62のように、100グラム当たりの糖質量も食パンのほうが多く、必然的にカロリーも高めです。

ただ、いろいろな食事をする楽しさも、ダイエットを続けていくモチベーションになると思いますから、パンを一切やめる必要はありません。パンを食べるなら、全粒粉の茶色いものを選ぶとよいでしょう。

積極的に食べたいのは、どっち？

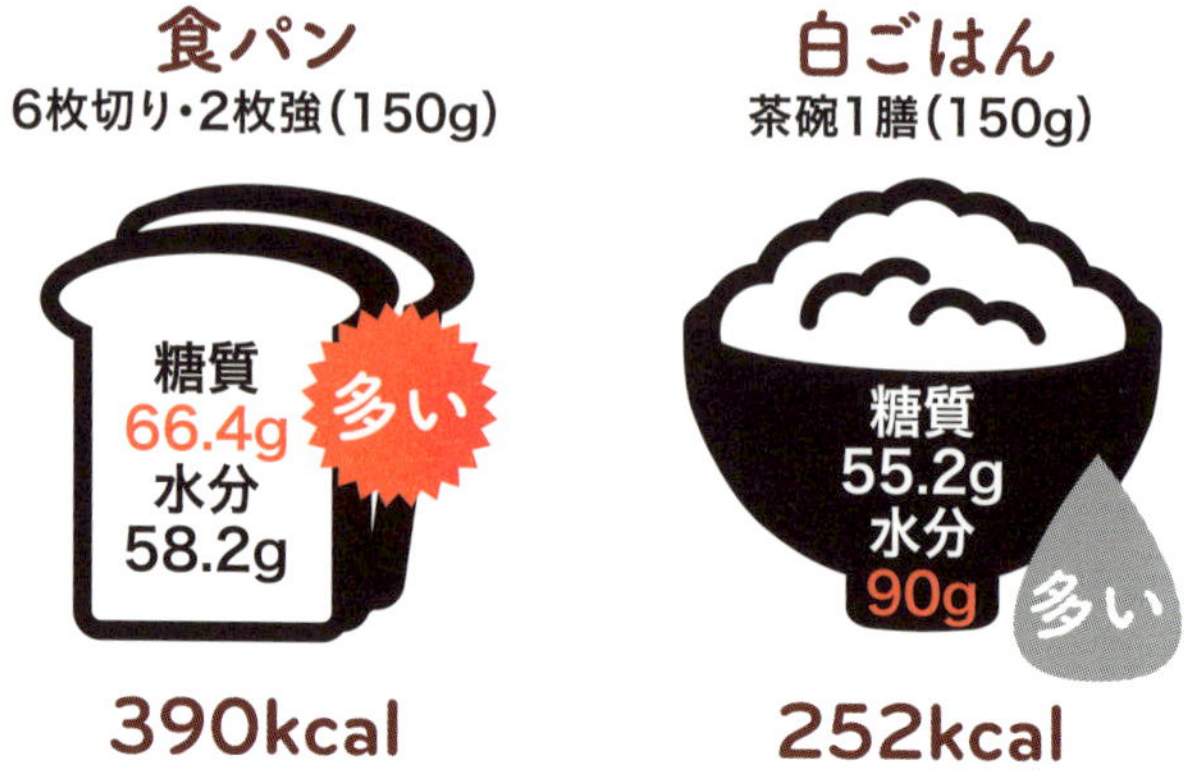

文部科学省「日本食品標準成分表2015年版（七訂）」

ごはんと一緒に食べる「おかず」がカギ

普通、ごはんはおかずと一緒に食べます。おかずの代表は、焼き魚や肉の炒め物、煮物、お浸し、味噌汁、漬物、納豆や豆腐……。じつに多様です。

一方、パンはバターやジャムを塗れば、それだけで完結してしまう場合も多いのです。サンドイッチにしても挟める具材の量には限界があります。これが大きなポイントです。

ごはんは一緒に食べるものが多くなりやすい食事なので、たんぱく質や脂質、ビタミンやミネラルなど、**燃焼しやすいバランスを容易につくれる**のです。

おかずがごはんを消費しやすくする！

また、ごはんに含まれている糖質を分解する**ビタミンB_1**を積極的に摂れば完璧。豚肉、ひじき、大豆製品などビタミンB_1が豊富な食品をおかずにしてください。

食物繊維のおかずも一緒に摂れば、糖質の消化・吸収をおだやかにし、食後の血糖値の上がり方もゆるやかに。次に紹介しますが、白米に大麦を加えた「麦ごはん」なら、それだけで食物繊維が摂れていいことずくめです。

主食選びのコツ

普段の主食は「麦ごはん」が正解

慈恵医大病院では、病院内の昼食をすべて麦ごはんで提供しています。

麦ごはんの**「大麦」**は、生活習慣病や高血圧の防止に効果があることから、近年注目されている食材ですが、慈恵医大病院はパイオニアとして推奨を続けてきました。というのは、慈恵医大病院の創設者で海軍軍医総監であった高木兼寛は「脚気《かっけ》は伝染病によるもの」と考えられていた明治時代、大麦の栄養バランスに着目し、大麦をごはんに混ぜて食べることによって、世界で初めて脚気の撲滅に成功したのです。

しかし、現代においては大麦＝「麦ごはん」を食べる機会が少なくなったことで、ある栄養不足を招くことになりました。

日本人の食物繊維摂取量はどんどん減少

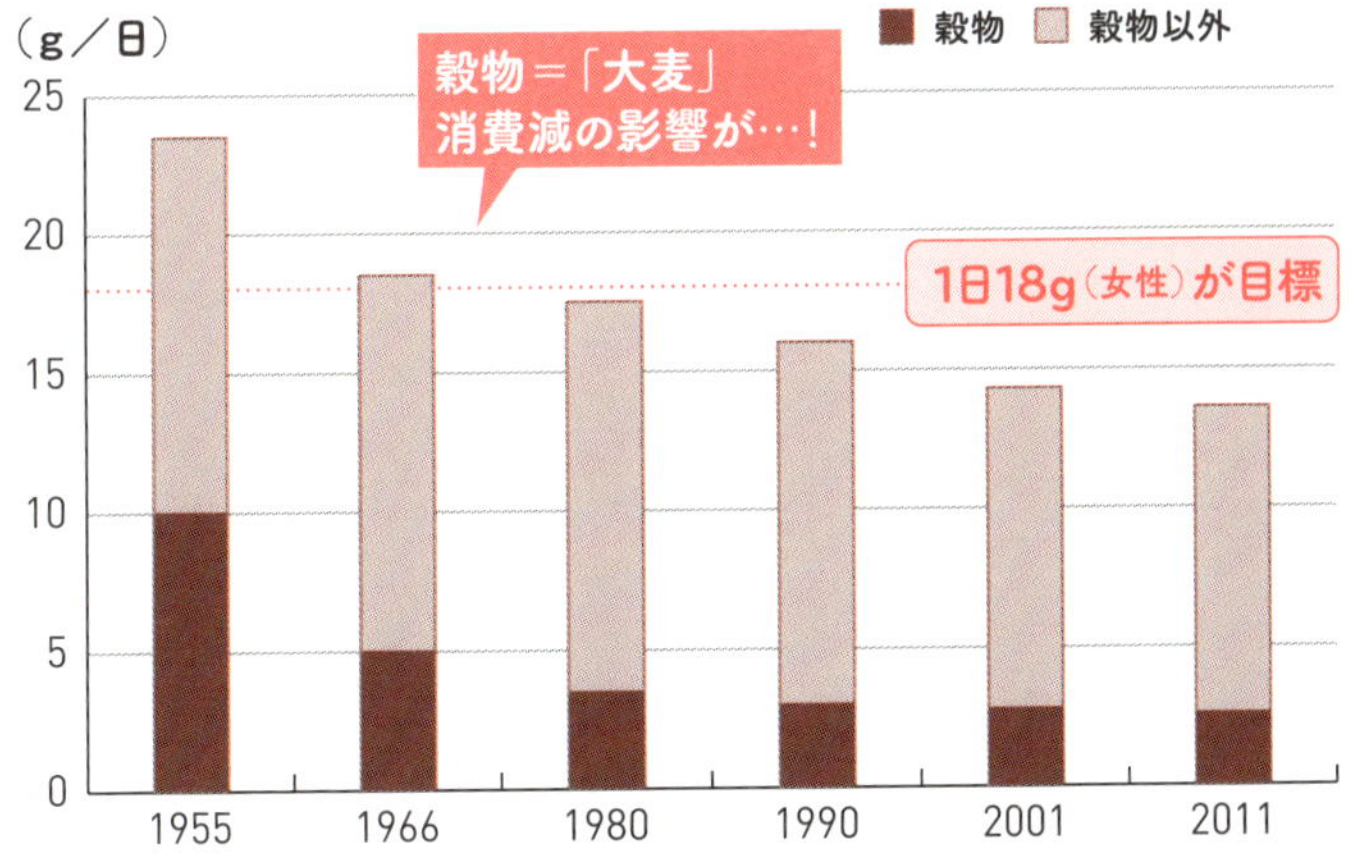

厚生労働省「国民健康・栄養調査」、「日本食物繊維研究会誌；1,3-12」

大麦の食物繊維が肥満から救う

腸内環境を整え、便通をよくする働きのある食物繊維。

しかし上のグラフからもわかるように、私たち日本人は「大麦」などの穀物を食べなくなったことで食物繊維摂取量を減少させています。野菜の食物繊維が不足しているわけではなかったのです。

慈恵医大病院の**麦ごはんは「麦3：白米7」**の割合で炊いていますが、お茶碗1杯当たりの食物繊維はおよそ

2・3グラム。日本人女性が不足している食物繊維の8割に相当します。大麦ほど効率的に食物繊維を摂れる食材は多くありません。

大麦の注目成分「β－グルカン」の力

詳しくはP81～でその驚くべき効果をご紹介しますが、大麦には**「β－グルカン」**と呼ばれる水溶性食物繊維がとても多く、これが**食後の血糖値の急上昇を防ぎ、コレステロールの吸収を抑える**のにも効果があります。

また、麦ごはんには弾力のある粒感があり、白米に比べて噛みごたえがあります。それゆえ満腹感も得られやすく、腹持ちもよいため、食べすぎ防止にも有効です。

主食選びのコツ

食べても太らない麺

ラーメン、そば、うどん、パスタ。みんなが大好きな麺類。でも、ヤセたいのに麺類を食べるなんて、なんだかすごい罪悪感と思う人も少なくないでしょう。

ごはんやパン同様に主食になる麺類は、糖質の多い炭水化物。「主食のパンをごはんに替えた途端ヤセる！」（P61）を思い出してください。ごはんは一緒に食べるおかずの組み合わせによって、カロリーがうまく消費されて、パンだけを食べるよりもヤセる体になるという話をしました。

麺類も、考え方はごはんと同じです。一緒に食べるものにさえ気をつければ、糖質を摂取しても必ず太るということにはなりません。

プラスしたいのは、食物繊維とたんぱく質

ラーメン、もり・かけそば&うどん、ペペロンチーノなど、具材がほとんど入っていなくて麺オンリーのメニューは確かに要注意です。急に糖質をたくさん摂ることで血糖値が上がり、糖分を脂肪としてため込もうと働きます。

ならば、そうならないように**ほかの食材をプラス**しようというのが、太らない麺の食べ方の提案です。

ラーメンならば、野菜いっぱいのタンメンにし、たんぱく質を摂るためにチャーシュを増やしてもOK。

そばとうどんは、ねぎやほうれん草などの野菜、ワカメをのせたり（天ぷらやかき揚げはできれば避ける）、卵をプラス。

パスタは、野菜と肉類が入った具だくさんのものにするか、野菜の副菜を加えて先に食べること。麺以外のものをプラスすることによって全体の量が多くなる

麺はどう選ぶ？

麺の種類	ゆで上がり量（1人前）	麺のみの糖質量	食べ方のコツ
そば	180 g	43.2 g	わかめやネギをたっぷりのせたり、野菜の天ぷらで食物繊維を増やす。卵をプラスするとバランスアップに。
うどん	200 g	41.6 g	
そうめん	270 g	66.2 g	
中華麺	220 g	61.3 g	タンメンがベスト。スープは飲み干さない。
スパゲッティ	250 g	75.7 g	ゆでる時に塩を入れない。具だくさんに。

文部科学省「日本食品標準成分表2015年版（七訂）」

わけですから、その分麺の量を減らせば、より効果的です。

ここで1つ注意したいのが「汁・スープ」の存在。飲み干してしまうと塩分の過剰摂取になるので残すことは厳守してください。

パスタに汁・スープはありませんが、ゆでるときに塩をあまり入れないこと。また、アルデンテにゆでると、しっかり噛んで食べるのに時間がかかるため、血糖値は急激に上がりにくくなります。

正しい飲み方

1杯の水が過食を防ぐ

1日に必要な水分量は約2リットルと言われています。とはいっても、1日にそれだけの水を飲むというのは、慣れていないとなかなか難しいかもしれません。

朝起きて、**歯磨きしたあとに1杯、朝ごはんを食べる前に1杯、出かける前に1杯、会社に着いてから1杯、ランチの前に1杯……というふうに、ルーティン化すること。**

人間の体の約60％が水分でできているため、細胞の内外、血液、リンパ液に行き渡らせるためには、やはりこまめな摂取が大切です。

また、健康的な人間の体なら、摂る水分と体外に排出する水分の量はほぼ同じなので、汗や尿、便としての排出までスムーズにできてこそ、代謝のよい体と言えます。

水分不足は代謝を下げる

ダイエットにおいて、十分な水分を摂ることは、**消化・吸収を促し、栄養素や老廃物の運搬を助けること**に。水分が不足してしまうと、栄養を体のすみずみまで届けることができないため、代謝が悪化します。さらに、便がかたくなって、便秘を引き起こす原因にもなります。

食前に1杯の水を飲み干すことでも、胃腸をはじめとした内臓の機能が活発になって、食べすぎの予防にも有効です。

正しい飲み方

お酒は適量ならOK

「酒は百薬の長」。飲みすぎはもちろんダメですが、適量であるならば、お腹ぽっこりに太ることはありません。

飲みたいのに我慢する。こんなストレスがあると、脳が脂肪を蓄えるホルモンや代謝を下げるホルモンを分泌させます。楽しく飲んでヤセようとプラスの気持ちがヤセる体をつくると言ってもいいでしょう。

気をつけたいのは、**「適量」をきちんと知っておくこと。**食べすぎたら太るように、どんなお酒でも飲みすぎたら、尿酸値を上昇させたり、食欲を増進させるため、太るもとになるのは確か。

左ページの表をしっかりと頭に入れておきましょう。

1日のアルコール適量目安はコレ！

		適量	糖質
醸造酒	ビール	中瓶1本（500ml）	15.6g
	日本酒	1合（180ml）	7.8g
	ワイン	2杯（200ml）	4.0g
蒸留酒	焼酎(35度)	2/5合（70ml）	0g
	ウイスキー	ダブル（60ml）	0g

純アルコール約20gに相当！

厚生労働省「〈健康日本21〉21世紀における国民健康づくり運動」

おすすめは糖質が少ない「蒸留酒」

お酒の選び方も大事です。

糖質量を考えると、おすすめの種類は、焼酎、ウイスキー、ブランデー、ウォッカなどの**蒸留酒**。あまりおすすめでないのは、ビール、日本酒などの**醸造酒**です。

蒸留酒は、醸造酒を蒸留してつくられたお酒。醸造酒よりもアルコール度数が高く、エネルギーがあるものの、糖質を含まないのが特徴です。

一方、醸造酒は原料を酵母の働きによってアルコール発酵させたもの。糖質以外の栄養素はほとんど含んでいないため、多量に摂取すると、中性脂肪の増加につながります。

ちなみに、醸造酒に分類されるワインですが、赤ワインは抗酸化作用があり、老化や病気を防ぐ効果が期待できるポリフェノール（Ｐ１７２）を含んでいます。そのため、健康的な体をつくるうえでは**赤ワイン**もおすすめと言えるでしょう。

おつまみの食べ方

ヤセるおつまみは「お酢＆ビタミンB_2」

お酒が適量OKならば、当然おつまみだって欲しくなりますね。
おつまみもお酒と同様に、体に負担をかけず、太りにくいものがあります。

酢の物やピクルスがいい理由

おすすめはワカメとキュウリの酢の物や野菜のピクルスなど、**お酢を使ったおつまみ**です。適量を飲むくらいならば、これくらいのおつまみがちょうどいいと思いませんか？

お酢に含まれている酢酸がアルコールを分解する働きがあるため、あまり酔いがまわらないようになります。また、**お酢には脂肪を分解する働きもある**ので、ヤセるおつまみとして最適。

どうしても鶏の唐揚げでビールを飲みたい、という人もいるでしょう。そんなときは、酢の物か、**脂肪の代謝をよくするビタミンB_2**を多く含んだものを唐揚げと一緒に食べてください。ビタミンB_2は、モロヘイヤやアボカド、卵などに含まれています。

気をつけていただきたいのが、締めのごはんものや麺類のドカ食い。少量ならよいですが、お酒をたくさん飲み、おつまみも食べた後の1杯は、どう考えても食べすぎです。

「締めの1杯、デブのもと」。食べるなら、この覚悟で。

おやつの食べ方

ダイエットに適した魔法のスイーツ

和菓子は洋菓子に比べて比較的カロリーが少なくてヘルシー。だからダイエットをしているときにどうしてもスイーツを食べたいなら、大福やお饅頭などの和菓子のほうがいい。よく聞く話です。

でもこれは大きな間違い。**ダイエットに適したスイーツは、洋菓子**のほうです。

たとえば、大福。

外側のお餅、中のあんこ（小豆）はともに主成分は糖質で、食べると急激に血糖値が上昇します。

それに比べると、一般的に洋菓子のほうが血糖値の上昇はゆるやかと言われています。

小麦粉が少ないティラミスがおすすめ

洋菓子のなかでもおすすめは、**ティラミス**。マスカルポーネというチーズが主原料で、小麦粉の割合が少ないので炭水化物は控えめです。ボリュームがあって満足感を得られる割に、実は低カロリーなスイーツなのです。

またスイーツとは言い難いですが、プレーンタイプのヨーグルトもおやつにはおすすめです。カルシウムが豊富で乳酸菌も摂れ、グラノーラやゆで大麦（P97）を加えれば、食物繊維も摂れて満足感も得られます。

Q お腹ばかり脂肪がついてしまうのは、なぜですか？

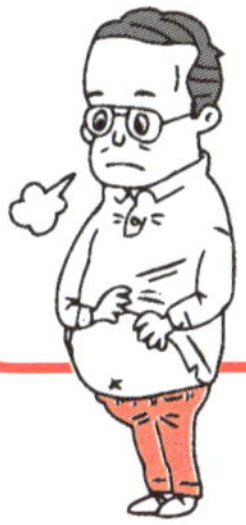

A 食べすぎのサインです。

私たちがため込む脂肪には、腸のまわりなど体の内部につく「内臓脂肪」と、皮膚のすぐ下につく「皮下脂肪」があります。とくにお腹だけぽっこり出てしまう人は、「内臓脂肪」が多い傾向にあります。

主な原因は、やはり「食べすぎ」。脂っぽいものをたくさん食べたというより、糖質の過剰摂取が問題視されます。ビールやご飯など、糖質を摂りすぎた結果、血液中の糖が余ります。これが脂肪細胞に取り込まれて、中性脂肪に形を変え、太るというわけです。

脂肪がたまったままだと、血管にも影響が出ますから、食生活の改善は何よりも優先すべきことと思います。

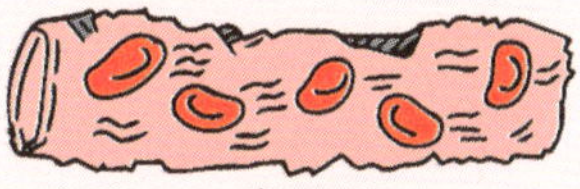

第3章

ダイエットの救世主

大麦で無理なくヤセる！

大麦には、お腹からヤセる効果が！

大麦の最大の特徴は、食物繊維の多さです。押麦の場合、精白米の約19倍もの食物繊維が含まれています。

本書のなかに何回も登場する食物繊維ですが、それだけヤセるためには欠かせない成分だからです。

食物繊維は水に溶けにくい**「不溶性食物繊維」**と、水に溶ける**「水溶性食物繊維」**とに大きく分けられます。それぞれ異なった働きをしますが、どちらも健康を維持し、太らない体づくりに必要な成分。

ゴボウをはじめ、多くの食材は不溶性食物繊維のほうが多く含まれていますが、大麦は100グラムに食物繊維総量9・6グラム（押麦の場合）で、そのなかで

食物繊維が多い食材

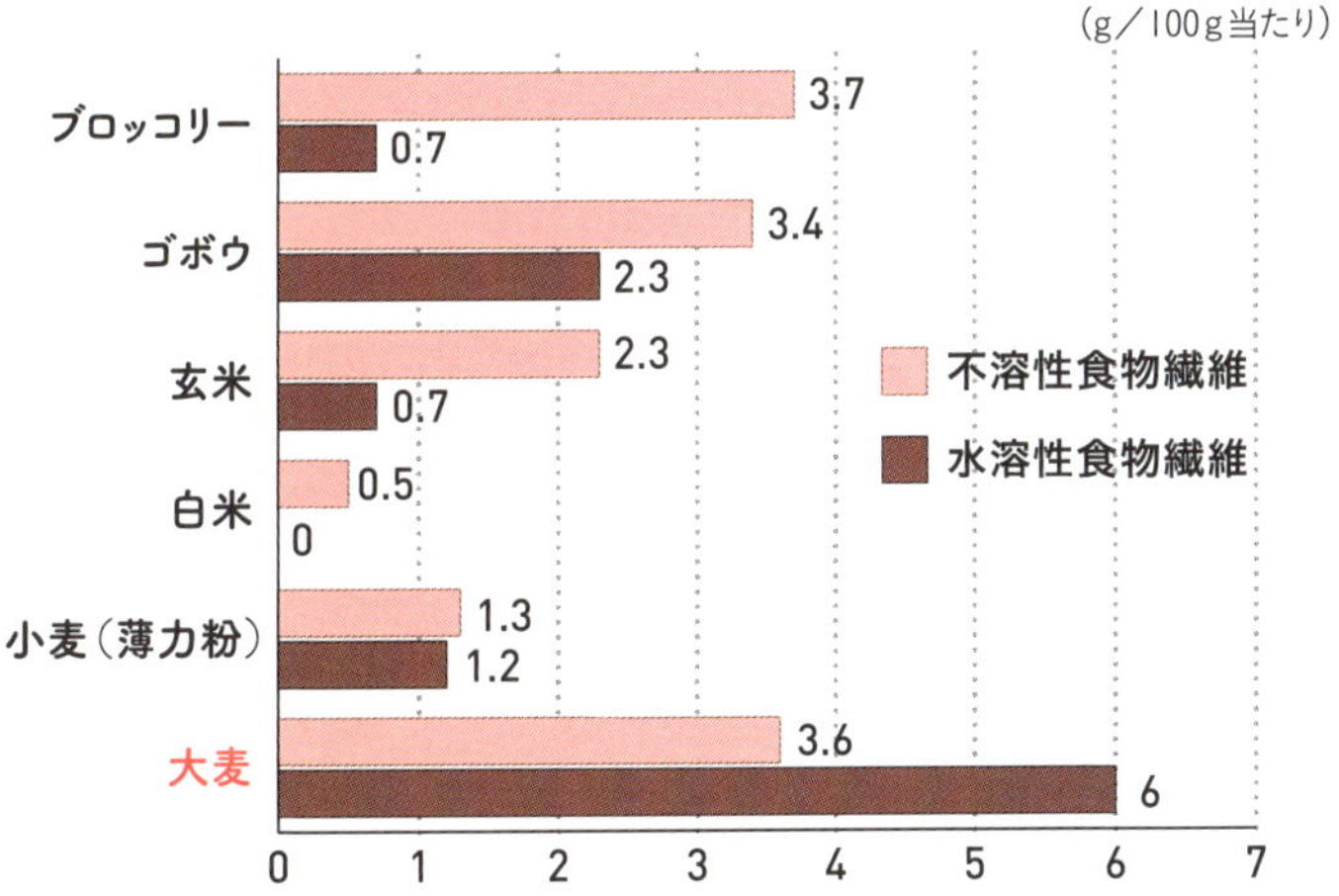

文部科学省「日本食品標準成分表2015年版（七訂）」

水溶性食物繊維量は6グラム。際立って多いことがわかります。

太りにくい腸にする スゴい大麦

水溶性食物繊維は、水分を吸収してふくらみ、食べた物の胃での滞留時間を長くさせます。つまり、消化吸収する速度をゆるめるため、血糖値の上昇がゆるやかになります。

また**不溶性食物繊維は、腸を刺激して活動を活発にさせます。**そして、便の量を増加させ、便通を抜群によくしてくれるため、大麦は太りにくい腸にすると言えます。

麦ごはんを食べるとすっきり快便でお腹がぺったんこになり、お腹まわりからヤセるというのは、こういった食物繊維の働きのおかげ。便秘が解消されれば、吹き出物などの肌トラブルも解消され、美容面での効果も期待できます。

生活習慣病予防に最適の食材

生活習慣病とは、食事、運動、飲酒、喫煙、ストレスなどの生活習慣が原因で発症する病気のこと。糖尿病、動脈硬化、高血圧などは生活習慣病とされています。

「メタボ」と呼ばれている**メタボリックシンドローム**（内臓脂肪症症候群）。これは内臓のまわりに脂肪がたまった内臓脂肪型肥満に加えて、高血糖、高血圧、脂質異常のうちいずれか2つ以上をあわせもった状態のこと。悪化すると、前述の生活習慣病に移行していきます。

メタボからはじまって生活習慣病へ、それが心筋梗塞や脳梗塞など生命をおび

麦ごはんのほうが、血糖値が上がりにくい！

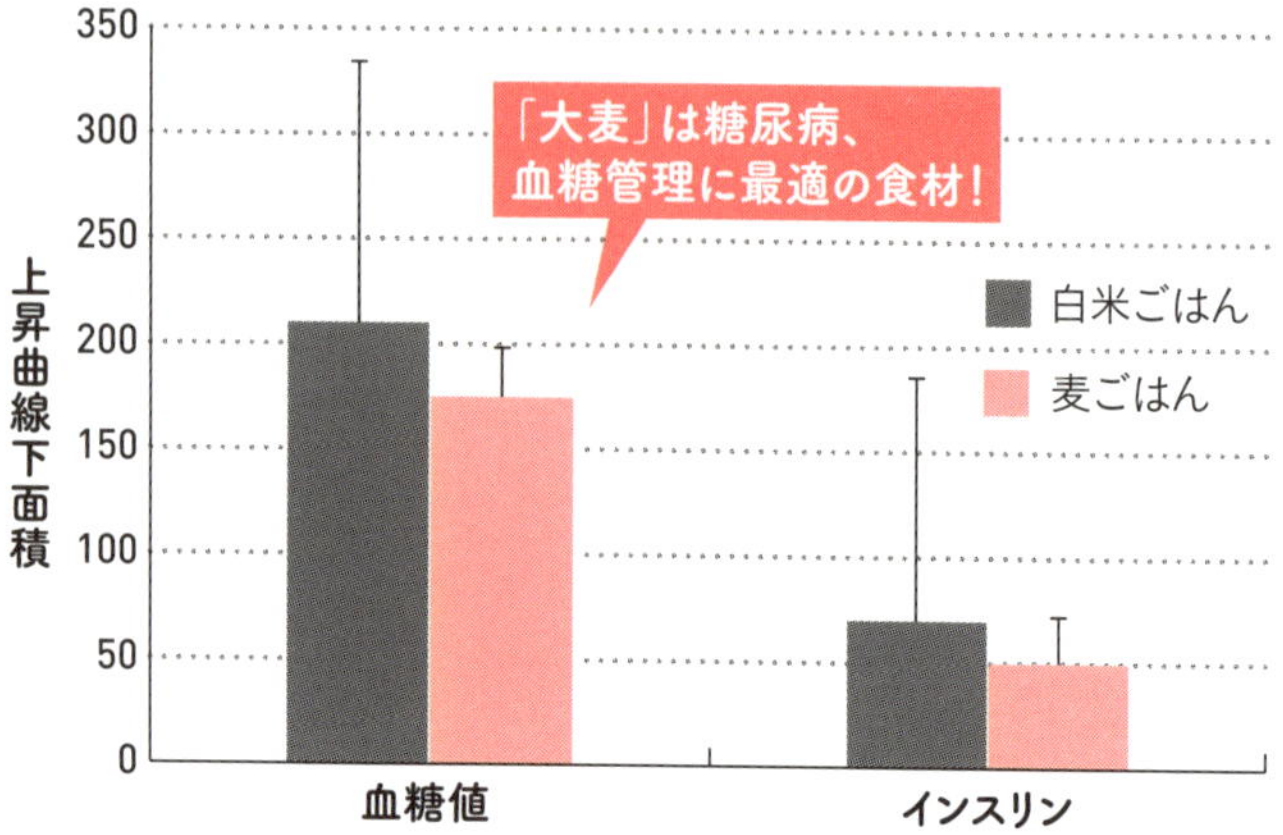

日本病態栄養学会「日本病態栄養学会誌10(2)：183-187,2007」

やかす病気を引き起こすことになります。

そうならないためには生活習慣の改善が必要ですが、そのなかで食事に大麦を取り入れるのが実に簡単で効果があることがわかっています。

麦ごはんが血糖値上昇を確実に抑える

カギを握るのは、大麦に含まれている水溶性食物繊維＝別名**「β－グルカン」**。

β－グルカンは、**食後の血糖値の急上昇を抑え、インスリンの分泌を少なくさせ、糖尿病予防に効果がある**ことがわかっています。

右の図を見てください。慈恵医大病院の研究でも、麦ごはんを食べ続けた人の血糖値比較では、明らかな差が出ました。

また、余計な脂質成分である**コレステロールが体に吸収されるのを抑制。**これで脂質異常をコントロールします。

さらに、β－グルカンは、小腸で余計な脂肪の吸収を抑制するため、**内臓脂肪を落としやすい**という面も。

内臓脂肪は恐ろしい印象があると思いますが、「たまりやすく、とれやすい脂肪」。大麦を食べて、その効果を試してみてください。

免疫力を高める

人間の免疫の7割を「腸」が担っているとされ、腸内環境の乱れから免疫機能が狂うことがあります。

たとえば、便がたまると老廃物をより吸収しやすくなり、体に悪影響を与えます。そのためには、腸内にたまっている便をきれいに取り去る**食物繊維**が必要。それが、大麦の水溶性食物繊維「β－グルカン」なのです。腸内細菌のエサになって腸内環境を整え、便の量を増やし、腸内を掃除してくれます。**腸内がすっきりすれば、免疫細胞が働きやすくなって免疫力がアップ。**β－グルカン自体が、腸の免疫機能を高めるという報告もされています。

慈恵医大病院が薦める

大麦生活

慈恵医大病院は、健康効果抜群の食材として大麦に光を当てたパイオニア。病院内の昼食では、米と麦を7:3の食べやすい割合にした麦ごはんを提供しています。ダイエット、生活習慣病予防に絶大な効果を発揮する大麦。今日から食事の中心にぜひ取り入れてください。

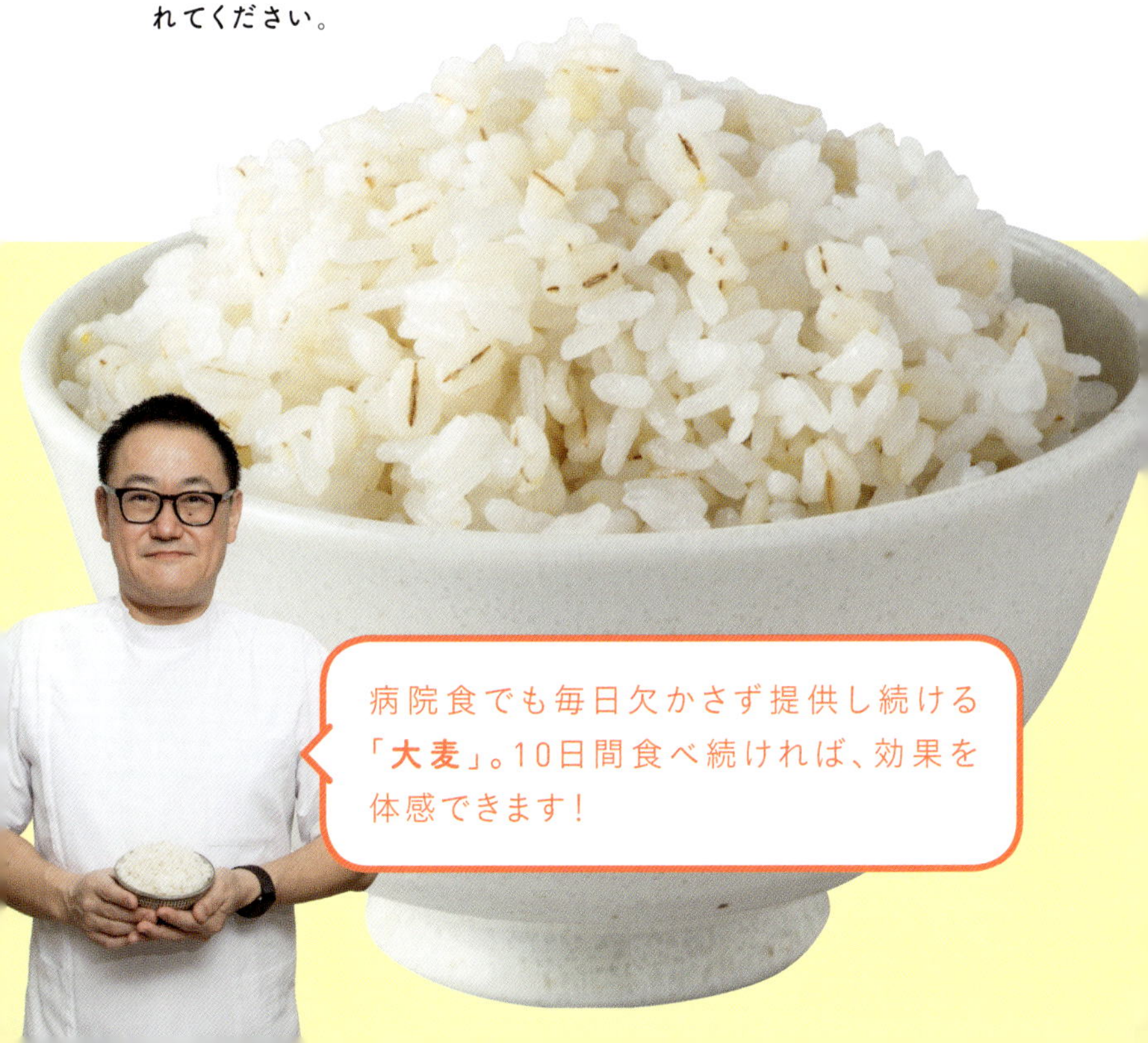
病院食でも毎日欠かさず提供し続ける
「大麦」。10日間食べ続ければ、効果を
体感できます!

10日間で効果実感！

「大麦」のスゴいパワー

糖尿病の予防、コレステロール値の減少、メタボの解消、免疫力の向上。これらすべてに、大麦の成分が有効なことがわかっています。3つの効果を紹介します。

1 注目成分「β-グルカン」が生活習慣病を防ぐ

「β－グルカン」とは、大麦に多く含まれる水溶性食物繊維のこと。血糖値やコレステロール値を下げる作用があり、糖尿病や動脈硬化の予防に有効です。

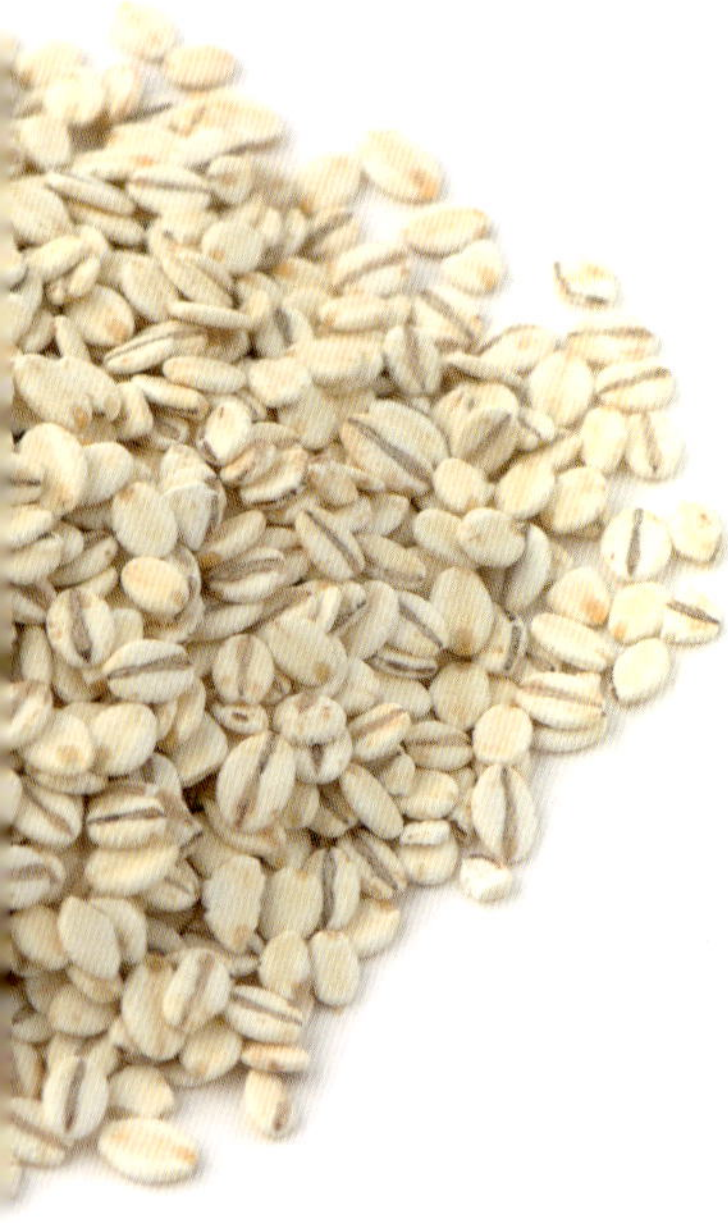

2 便秘を解消して腸からヤセさせる

大麦（押麦）100gの食物繊維総量は9.6gで精白米の約19倍*。食物繊維は腸内を活性化して、排便を促します。便秘が解消され、お腹はぺったんこに。吹き出物などの肌トラブルも解消。

*文部科学省「日本食品標準成分表2015年版（七訂）」

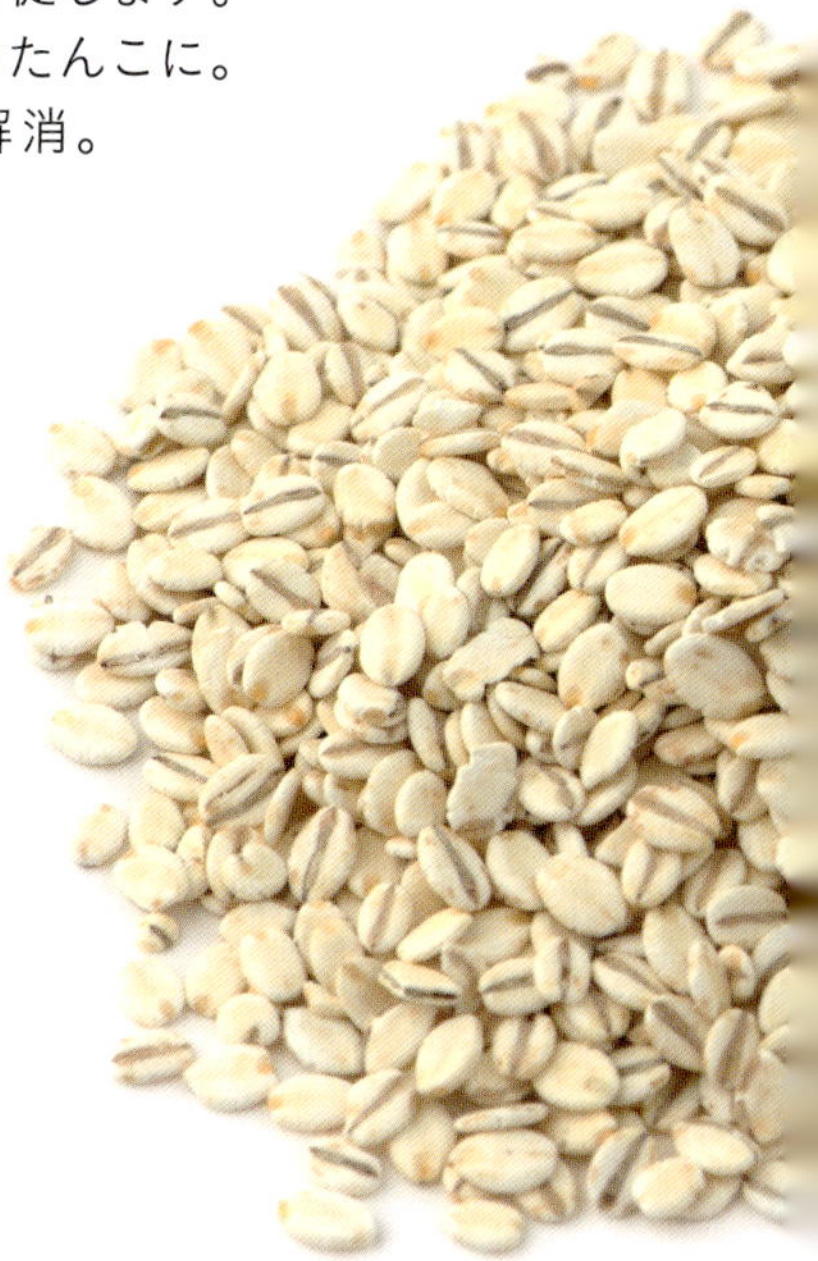

3 おいしくて、腹持ち抜群！

クセが強くなく、主張しない大麦。だからこそ肉類からヨーグルトまでどんな食材にも合います。プチプチした食感でよく噛むため、腹持ちもよく過食防止にも役立ちます。

ダイエットに大活躍！

「大麦」ってどんなもの？

大麦にはうるち性ともち性があり、加工工程によってさまざまな種類があります。ここでは代表的な4つを紹介します。味わいや食感が異なりますので、いろいろ試して自分に合ったものを見つけてください。

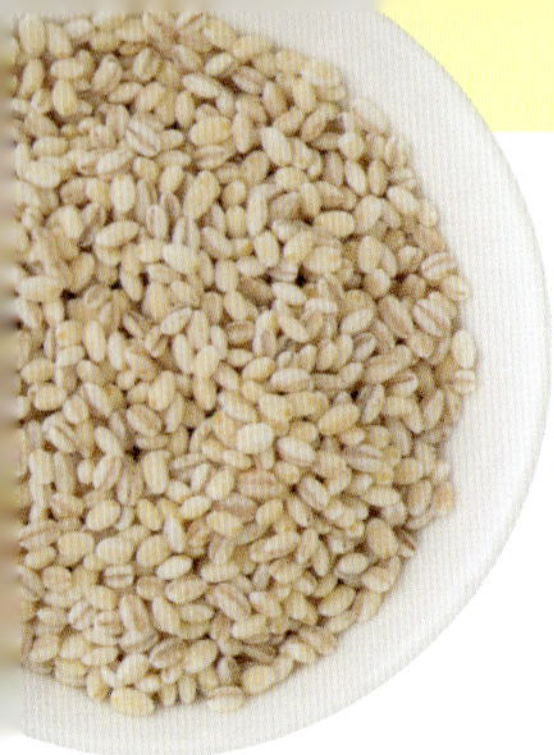

もち麦 もち性

モチモチした食感でβ-グルカンが抜群に多い

大麦のなかでもβ－グルカンが特に多い品種。粘り気が多く、普通の大麦よりもプチプチ、冷めてもモチッとした食感。

うるち性 押麦

麦とろにも使われる最も入手しやすい定番の平らな大麦

大麦の外皮をむいて蒸気で加熱し、吸水率を高めるためにローラーで平らにしたもの。粒の真ん中に黒い線があるのが特徴。

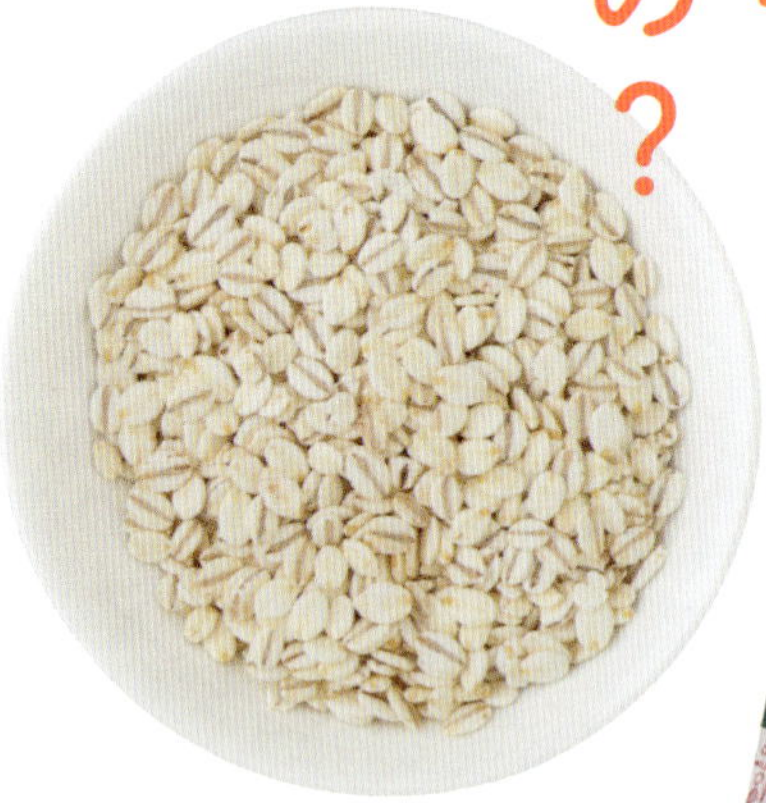

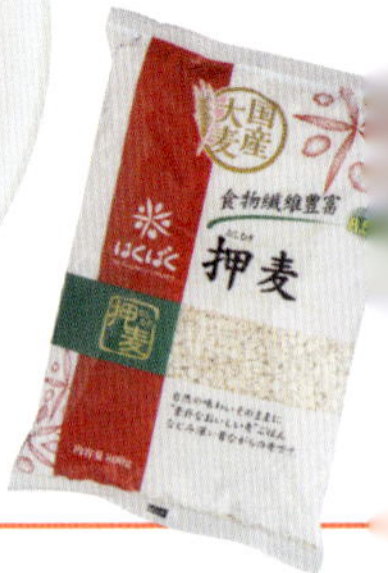

さらに栄養豊富な胚芽入りも！

中性脂肪やコレステロールを減らす不飽和脂肪酸、糖質を分解するビタミンB_1、抗酸化作用の強いビタミンEを豊富に含んでいる「胚芽」を残した押麦。見た目は普通の押麦とほとんど変わりません。

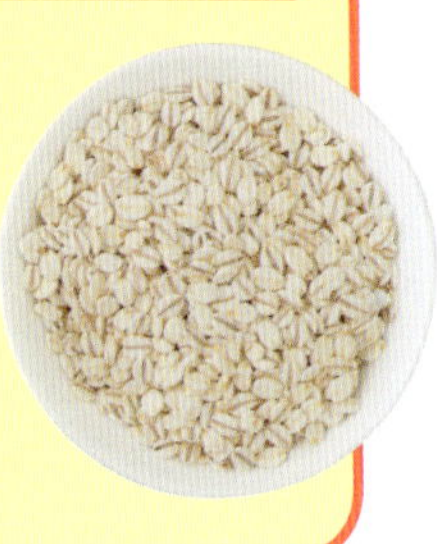

うるち性
米粒麦

米の形に加工し食べやすさが抜群

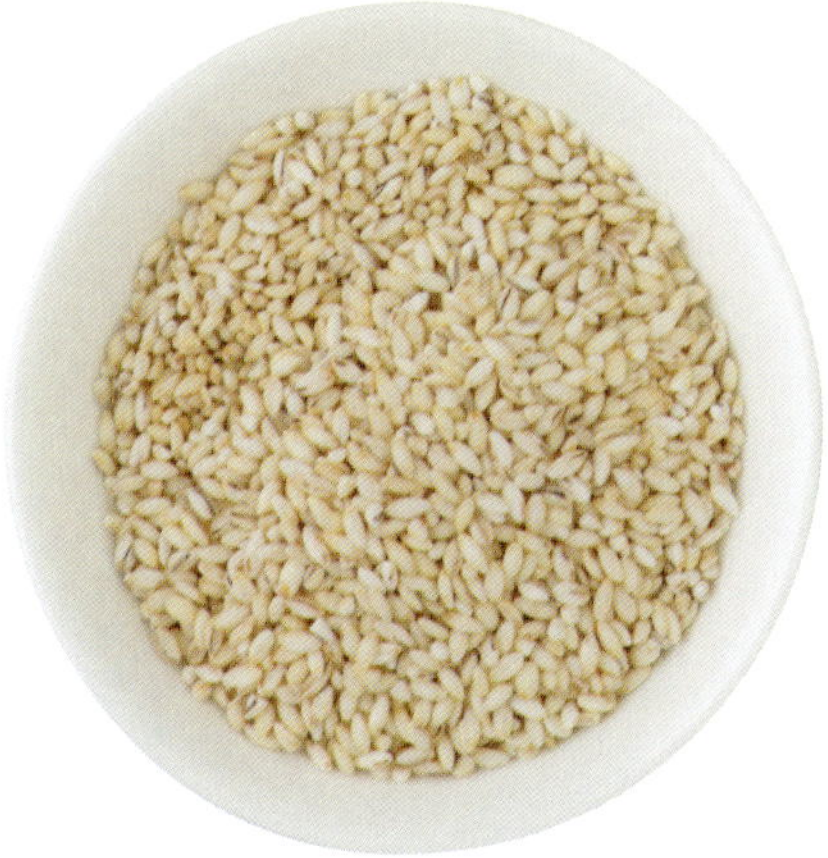

粒を半分にカットし、米の形に似せた大麦。蒸して吸水性も高めています。見た目も味もお米にそっくりなので、大麦が苦手な人にもおすすめ。

うるち性
ビタバァレー

ビタミンを強化したヘルシー大麦

「ビタ」はビタミン、「バァレー」は大麦のこと。ビタミンB_1を強化したもの。大麦を二つに割り、蒸気を当ててローラーで平らに。

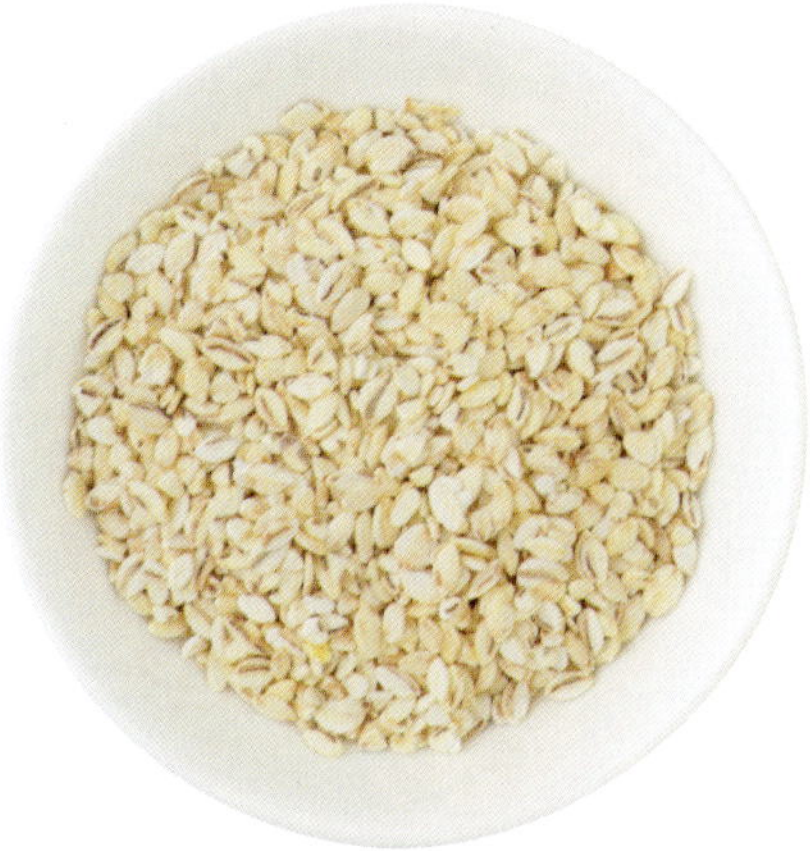

CHECK!

大麦の構造とは

大麦は食物繊維とビタミンが豊富。食物繊維は胚乳の部分に、ビタミンは胚芽の部分に多く含まれているため、外皮を削ったり調理しても、十分に栄養が残ります。

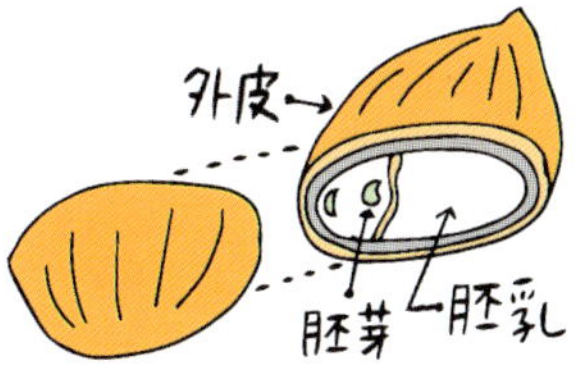

大麦生活を始めよう

主食にもおかずにもなる！

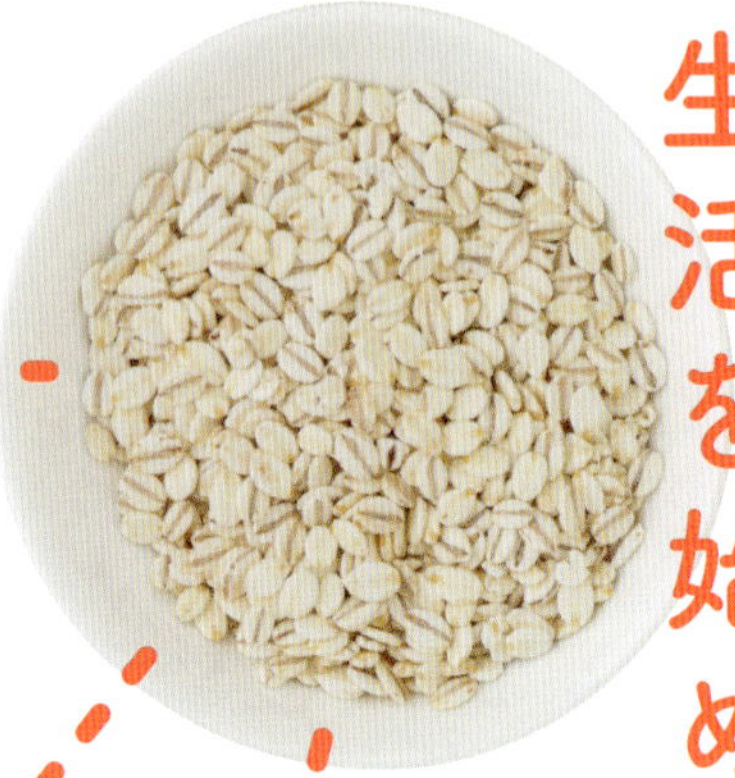

主食

＼白米に混ぜるだけ！／

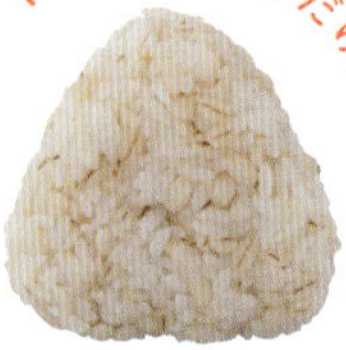

- 麦ごはん
- ドリアやリゾット
- チヂミやお好み焼き…

サラダ おかず

＼料理に加えるだけ！／

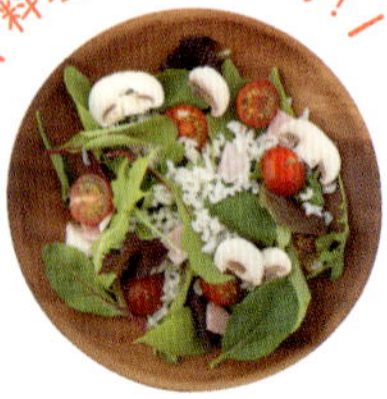

- サラダや和え物・カレーやスープなど汁物
- ハンバーグなど肉だね…

デザート

＼トッピング／

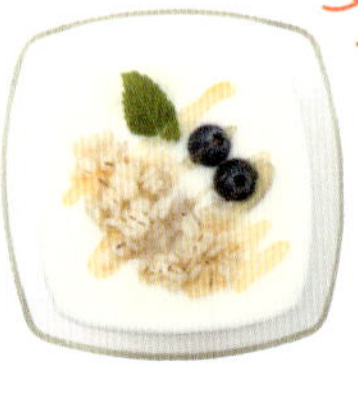

- ヨーグルトやアイス
- 炒って大麦グラノーラ
- 大麦粉でケーキ生地に…

栄養満点なのにもかかわらず、クセがなく、主張しないのが大麦のいいところ。だからこそ主食、主菜、副菜、デザートとなんにでも利用できます。

使い方がグンと広がる

大麦の活用アイデア

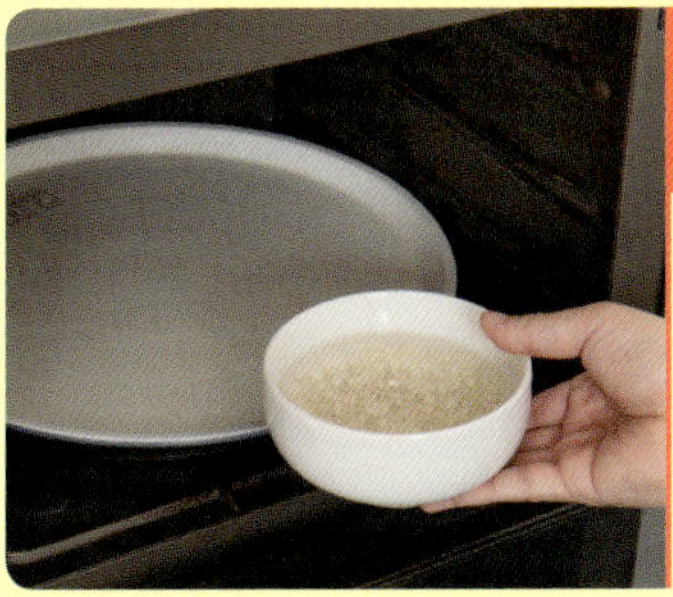

少量ならレンジでOK

耐熱容器に30分ほど浸水させた大麦と多めの水を入れ、600Wで5〜8分ほど加熱。好みのかたさによって加熱時間は調整を。

そのまま鍋へ入れても

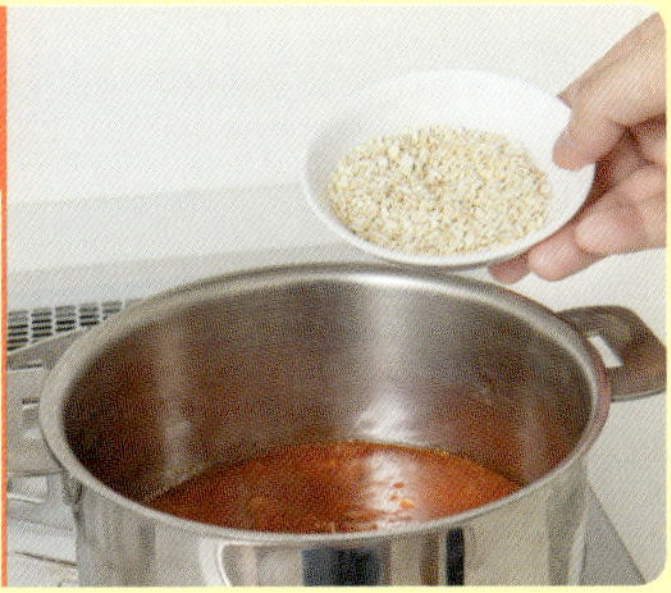

汁気の多い料理には、大麦をそのまま入れて煮込めばOK。煮る目安は15〜20分。洗う必要がある大麦を使う場合は洗ってから。

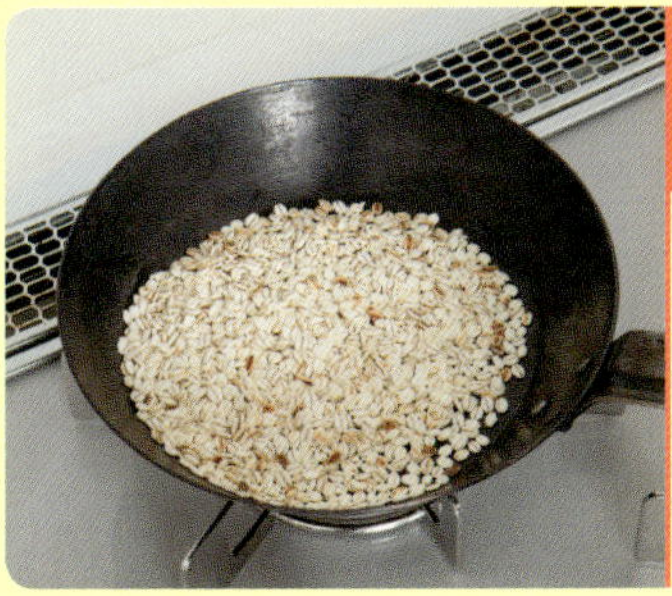

炒って香ばしく

香ばしいのが好きな人は炒るのもおすすめ。ミルで粉にすると「麦こがし」ができます。きな粉のような味わいで、お餅にかけてもおいしい。

大麦レシピの基本1

麦ごはんの炊き方

麦ごはんは「加える大麦の量の2倍の水を足す」「浸水時間は30分以上」の2点だけしっかり守れば、おいしく炊くことができます。

1

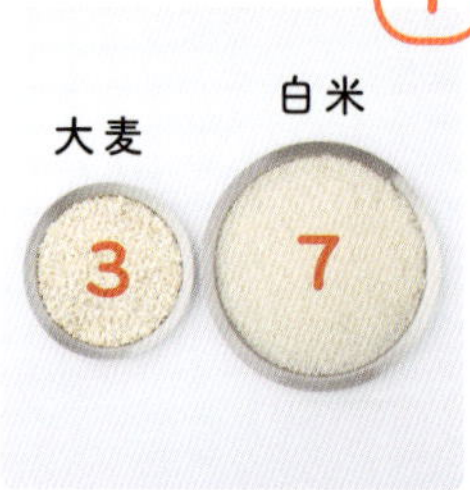

麦ごはんは米7に対して大麦3の割合がおいしい目安。大麦を初めて食べる人ならば、米9に大麦1くらいから始め、慣れてきたら増やしていきましょう。

2

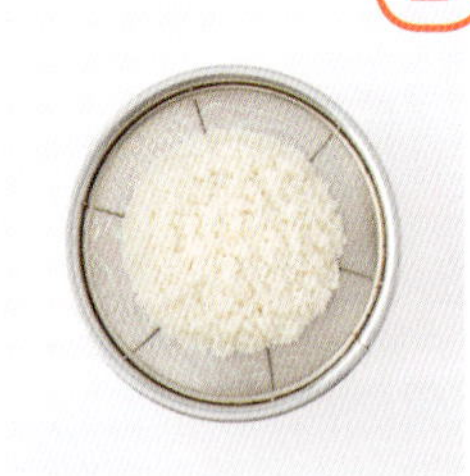

米はいつもどおりに研ぎます。研いだらざるにあげ、数回上下させて余分な水気をきります。余分な水気があると正確な水加減ができなくなります。

3

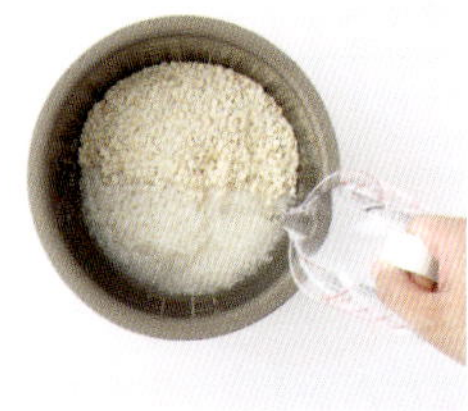

米を釜に移し、7対3の割合で量った大麦を加えます。水は米1合に対して200ml＋加えた大麦の2倍の量が基本です。下記の表を参考にしてください。

4

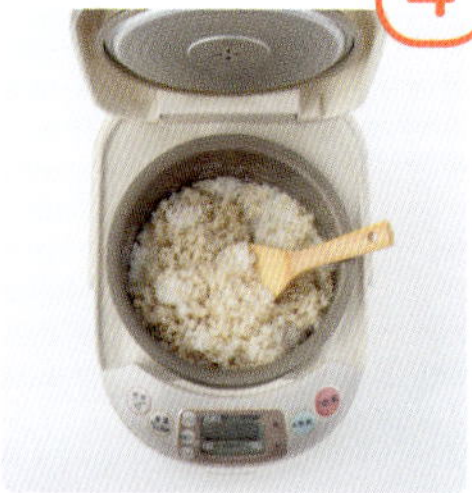

30分以上浸水させ、炊飯器のスイッチをオン。大麦は米に比べて比重が軽いため、炊飯器の釜の上に集まっています。炊き上がったらよく混ぜてください。

CHECK!

水加減早わかり表

白米	1合 (約1カップ)	2合 (約2カップ)	3合 (約3カップ)
大麦	60g (約1/2カップ)	120g (約1カップ)	180g (約1・1/2カップ)
水	320mℓ	640mℓ	960mℓ
炊き上がり量	1.5合分	3合分	4.5合分

＊大麦60gの炊き上がり量は約0.5合

大麦レシピの基本2

ゆで大麦の作り方

作っておくと、主食だけでなくどんな料理にもさっと使えて重宝するのが、ゆで大麦。その作り方と保存方法を紹介します。

1

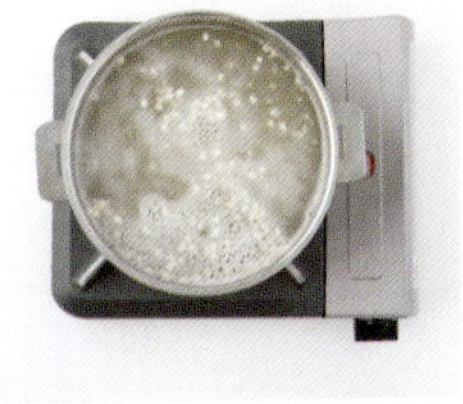

沸騰したたっぷりのお湯に大麦を加えます。時々かき混ぜながら15〜20分ほどゆでます。

2

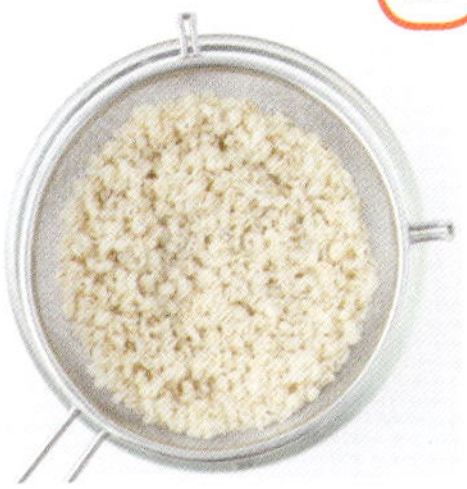

大麦の中心部が透明になってきたらゆで上がった証拠。数粒食べてみて、好みのかたさになったらOK。流水で大麦を洗い、ぬめりをとります。

3

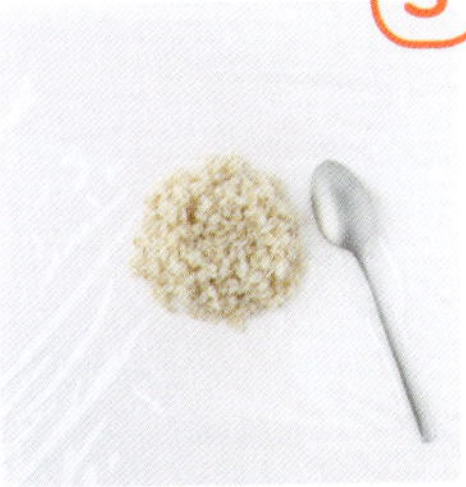

すぐに全部を食べない場合は、残った分を小分けにして保存を。大麦の水けをしっかりきり、空気に触れないようにラップで包みます。

4

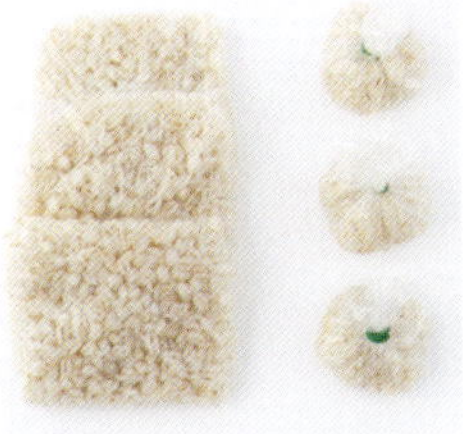

使う量に合わせて小分けしておくと便利です。冷凍なら2週間ほど保存がききます。使用時は電子レンジで解凍してもよいですが、自然解凍がベスト。

CHECK!

製氷皿で冷凍すると便利！

四角い仕切りのついた製氷皿を使うと、簡単に小分けできます。凍ったら製氷皿から外し、密閉容器などに入れて冷凍庫へ。スープや煮物などの鍋にポンとそのまま加えられて手軽です。

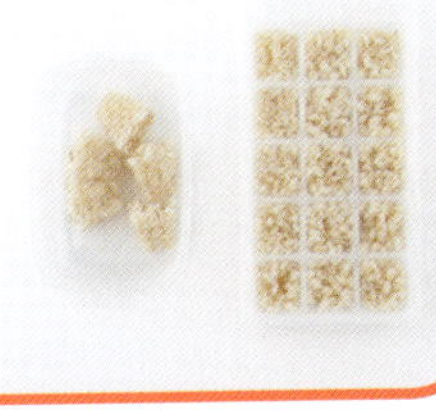

ゆで大麦の簡単アレンジ

ゆでた大麦を加えるだけ。
簡単でお腹も満足する4品

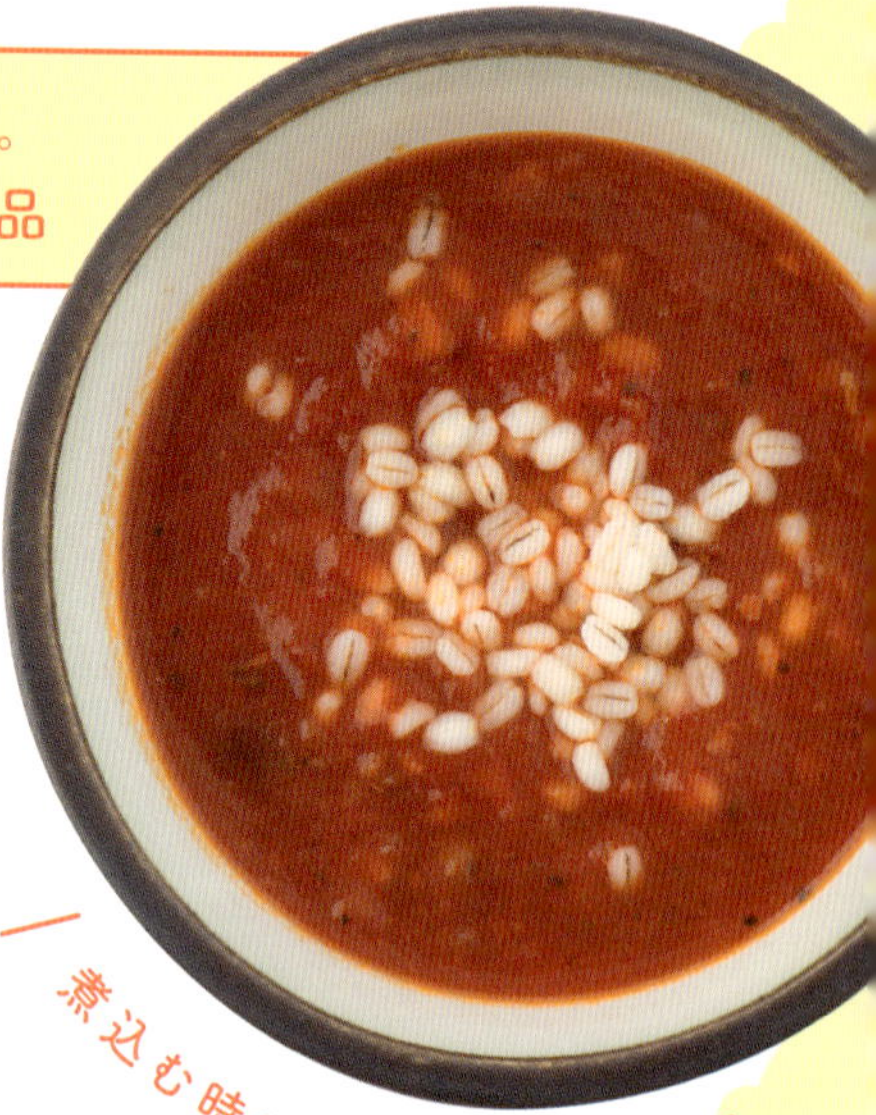

大麦ミネストローネ

トマト缶をベースにした野菜たっぷりのミネストローネ。煮込むときにゆで大麦を加えれば、腹持ちのいいスープに。

＼煮込む時に鍋に入れるだけ！／

＼朝食におすすめ！／

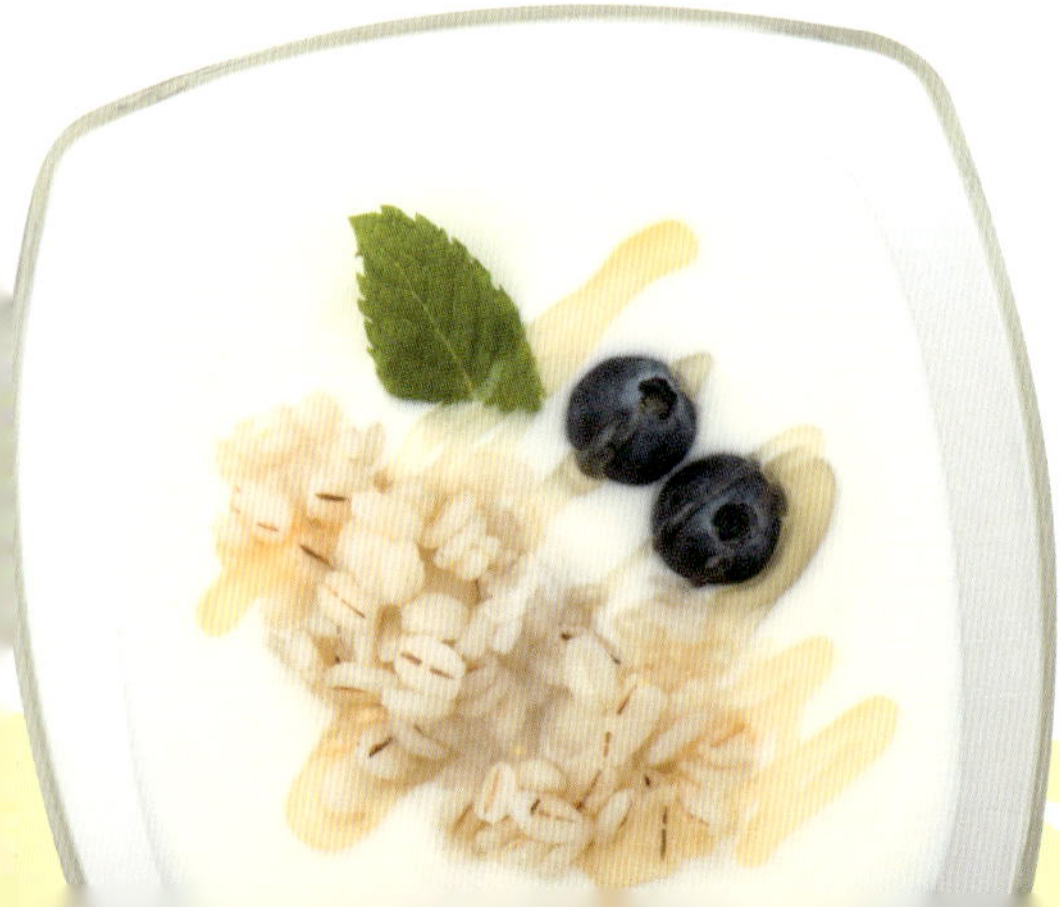

大麦入りヨーグルト

プレーンタイプのヨーグルトにゆで大麦を加えます。甘みが欲しい場合はフルーツやハチミツ、オリゴ糖をプラス。

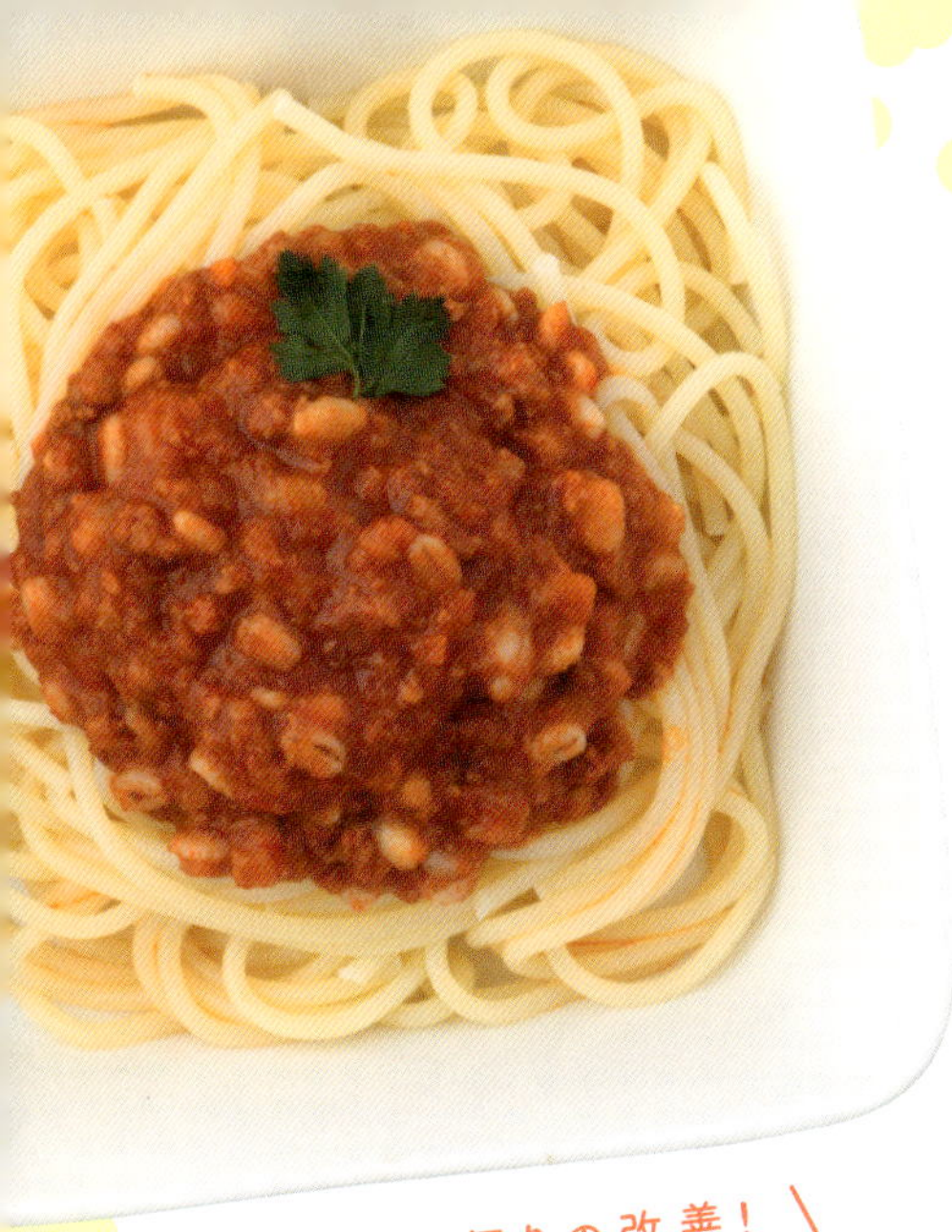

大麦ミートソースのスパゲティ

タマネギと挽肉に8割程度火が通ったら、ゆで大麦を加えて炒め、さらにトマトソースを加えて煮込みます。大麦が入ることで、麺類一皿でも栄養バランスよし！

栄養の偏りの改善！

いつものサラダにトッピング！

大麦入りのグリーンサラダ

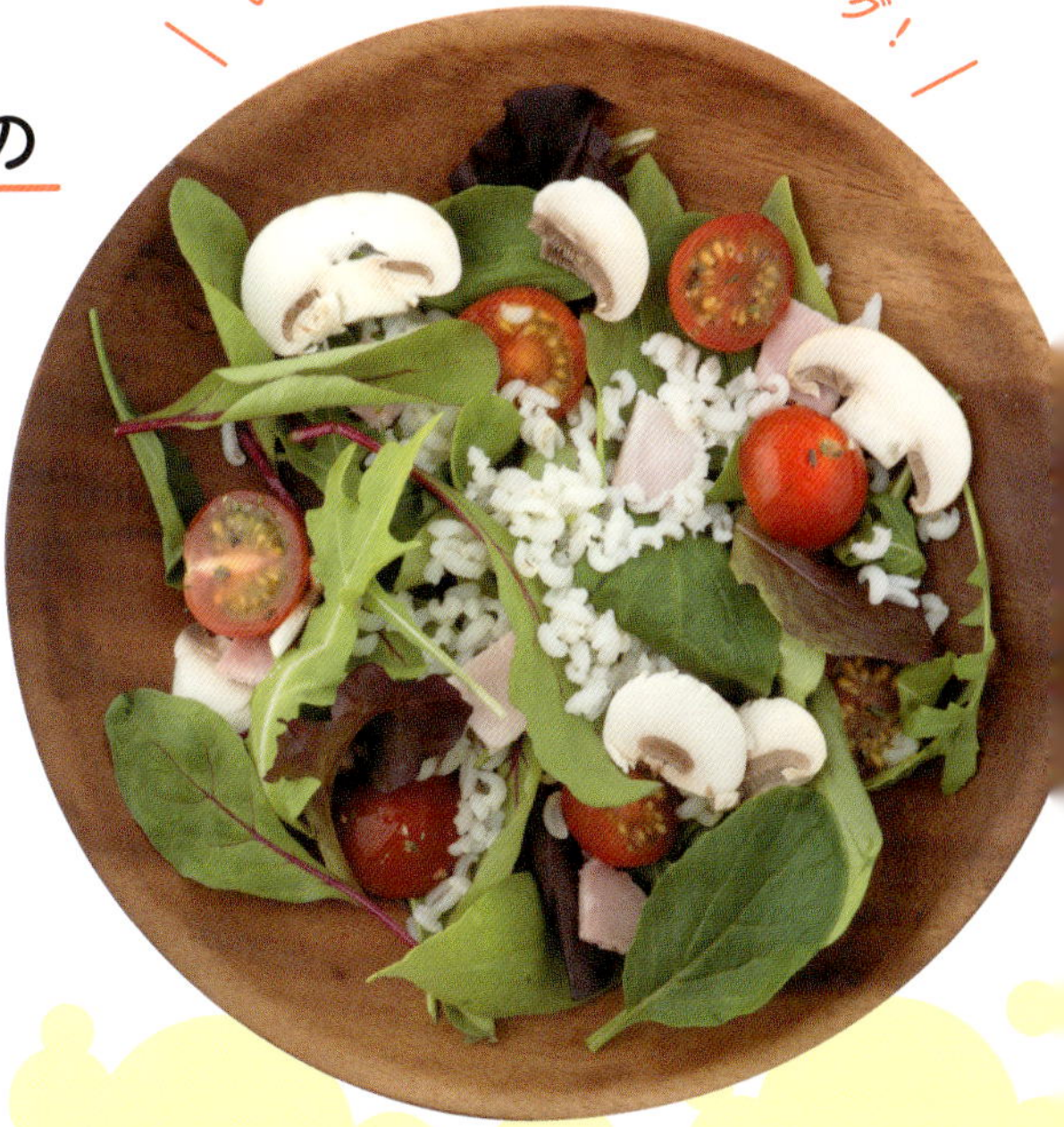

野菜と大麦で食物繊維をWで摂れるサラダ。プチプチの食感もアクセントになり、サラダのわりに食べごたえがあります。

ヤセる食材 1

酢

大麦に負けない!

ヤセる食材

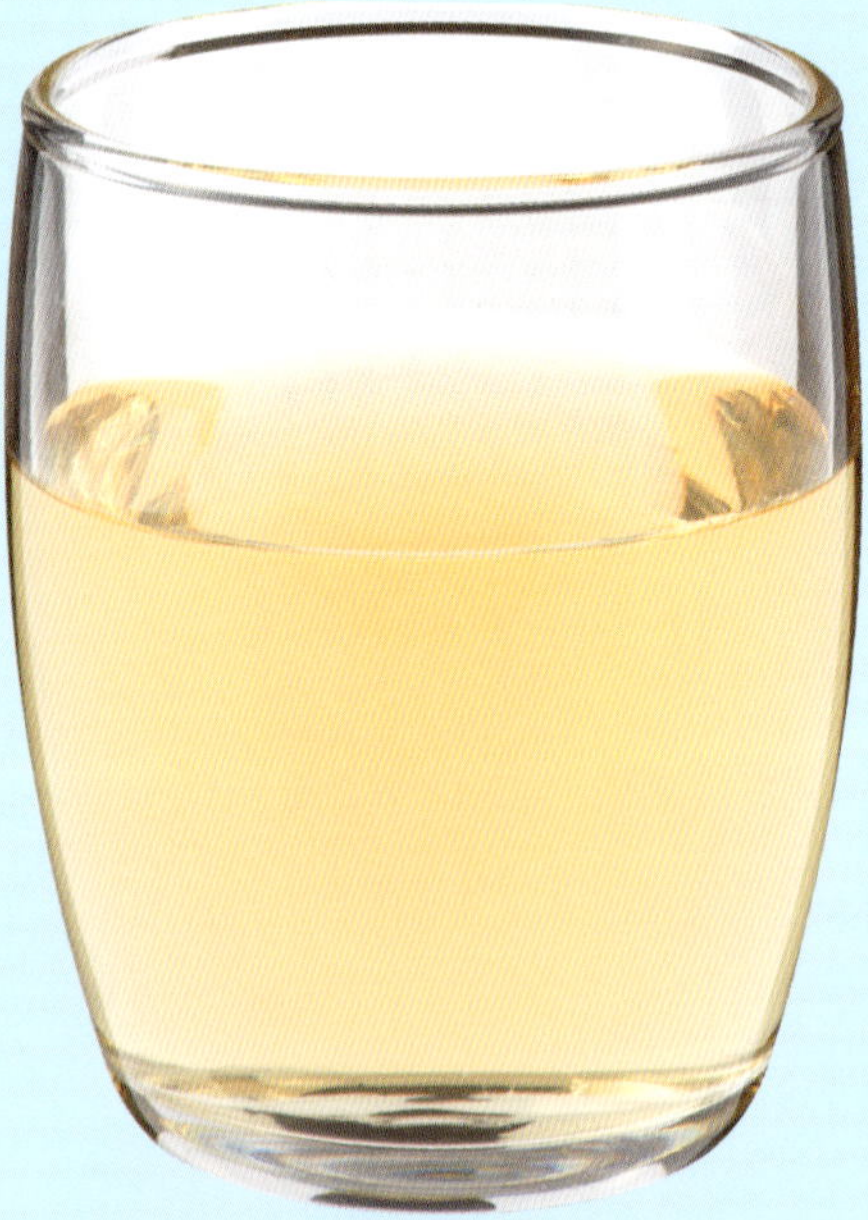

効果的な食べ方

野菜のピクルスや酢の物にして食事の最初に食べれば、より血糖値は上がりにくくなる。中華など、油の多い食事と一緒に。

血糖値の急上昇を抑える もっとも頼りにしたい調味料

酢には、食後の血糖値が急上昇するのを防ぐ力があります。また、血中のコレステロールや中性脂肪の値を下げる効果も期待できます。お酢はまさにヤセる調味料! ただ、原液で飲むのは絶対にやめてください。酸が強すぎて、口の中や食道、胃の粘膜を荒らしてしまいます。

ヤセる食材 2

ヨーグルト

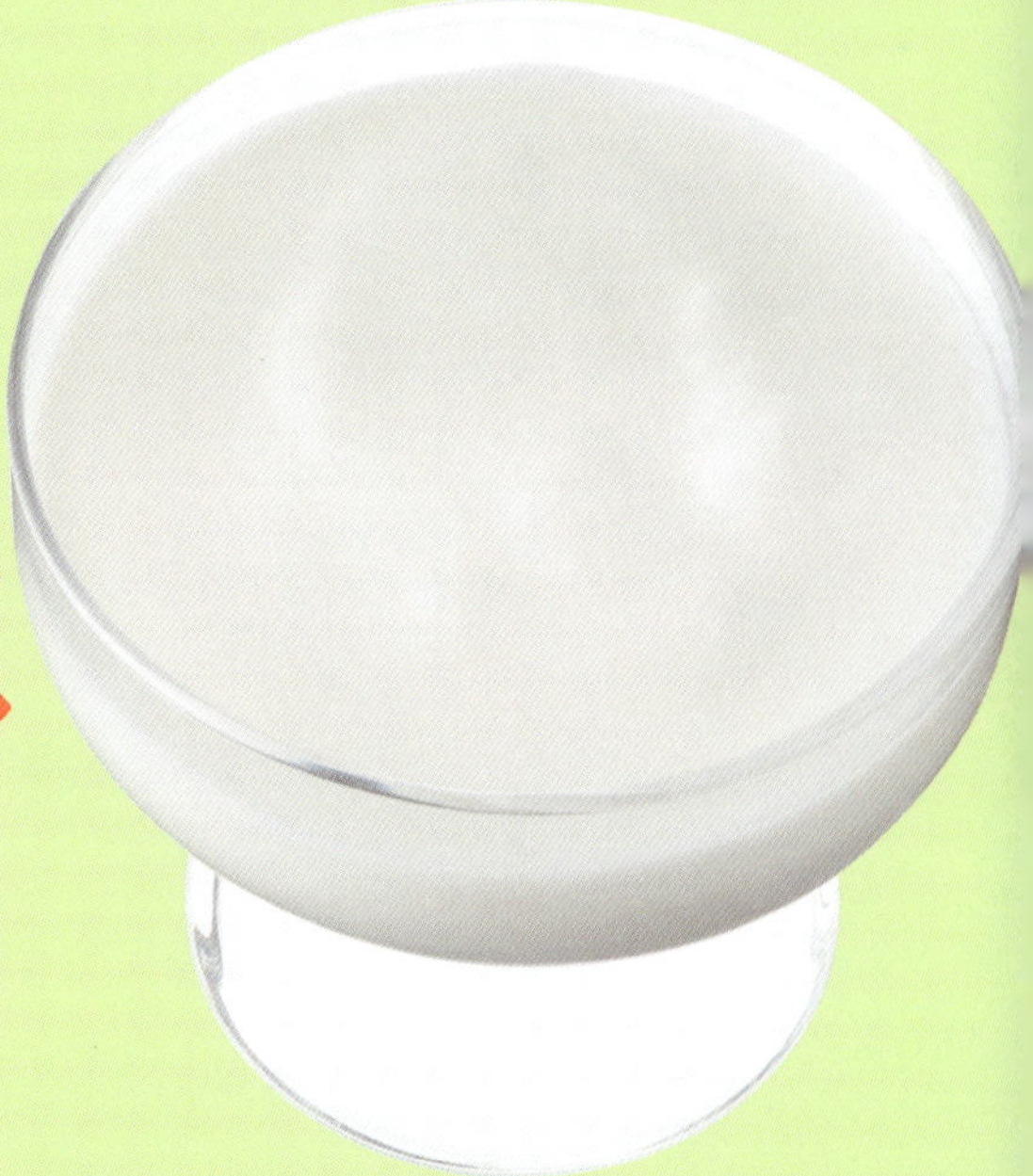

効果的な食べ方

乳酸菌は酸に弱いため、胃酸が濃い空腹の状態では生きて腸に届かない。食後に食べたほうが効果的。さらに夜だとよりベター。

食べ続けることで、腸が変わってヤセていく

ヨーグルトのもととなる乳酸菌は、腸内で善玉菌を活性化させます。腸内環境がよくなれば、お腹まわりすっきり。とくに22時～夜中2時は「腸のゴールデンタイム」で、腸の活動が活発になるとき。毎朝食べても効果がない人は、夜に切り替えてみてください。

ヤセる食材 3

大豆

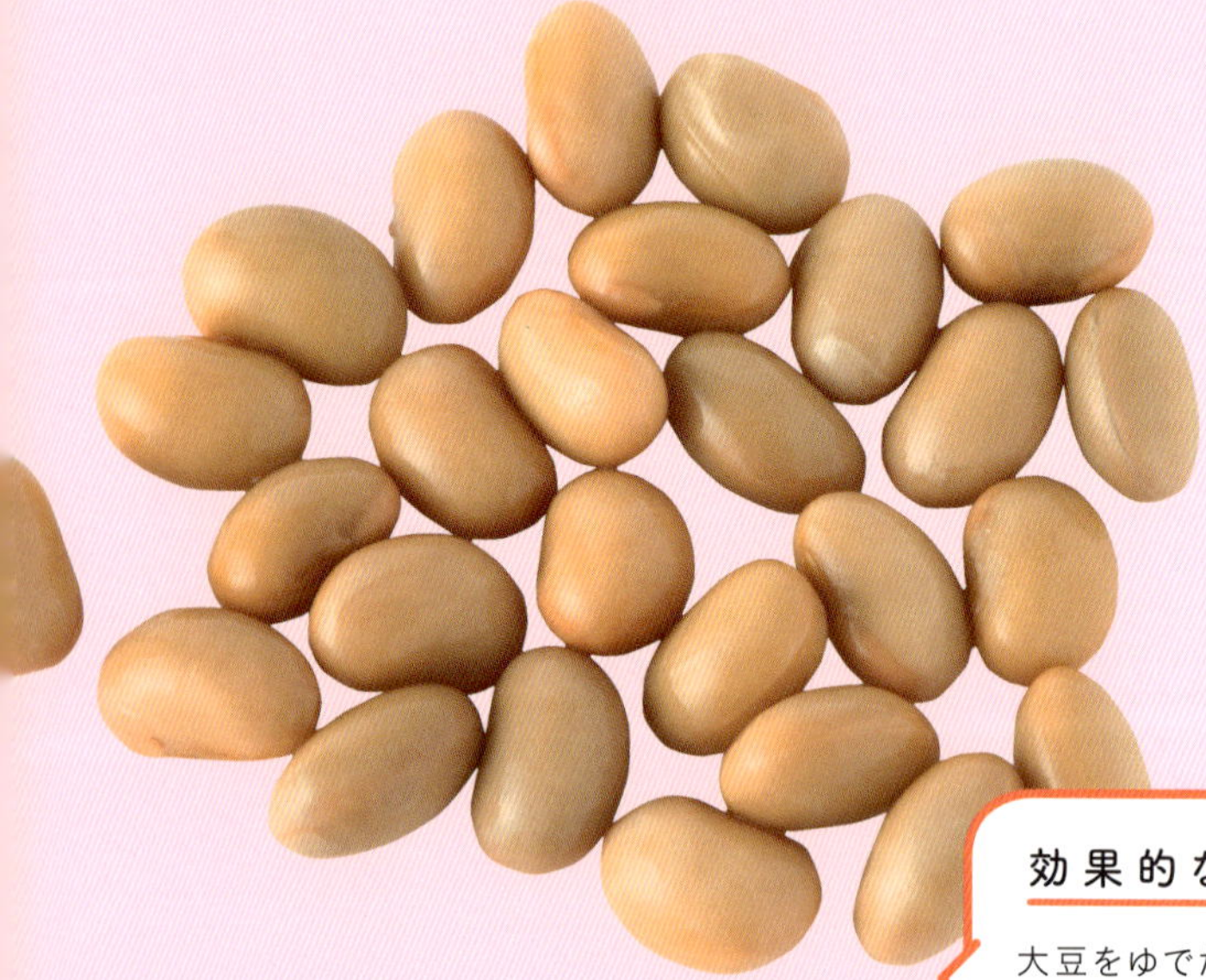

効果的な食べ方

大豆をゆでたときに出てくる薄皮には食物繊維がたっぷり！　除かないで食べること。ビタミンCと一緒に摂ると美肌効果も。

余分な脂・糖の吸収を抑え、たんぱく質を効率的に補う

代謝を高めるのに必要な筋肉をつくるたんぱく質が豊富で、植物性にもかかわらず、肉や魚に並ぶほど。また、大豆に含有するサポニンという栄養素は、脂質や糖質の余分な吸収を抑えてくれます。食材として豆のままはもちろん、味噌や納豆などの大豆食品もおすすめ。

ヤセる食材 4

サバ缶

効果的な食べ方

汁にもEPAやDHAが流れ出ているため、汁までしっかり利用する。トマトなどと一緒に摂れば、脂肪燃焼も期待できる。

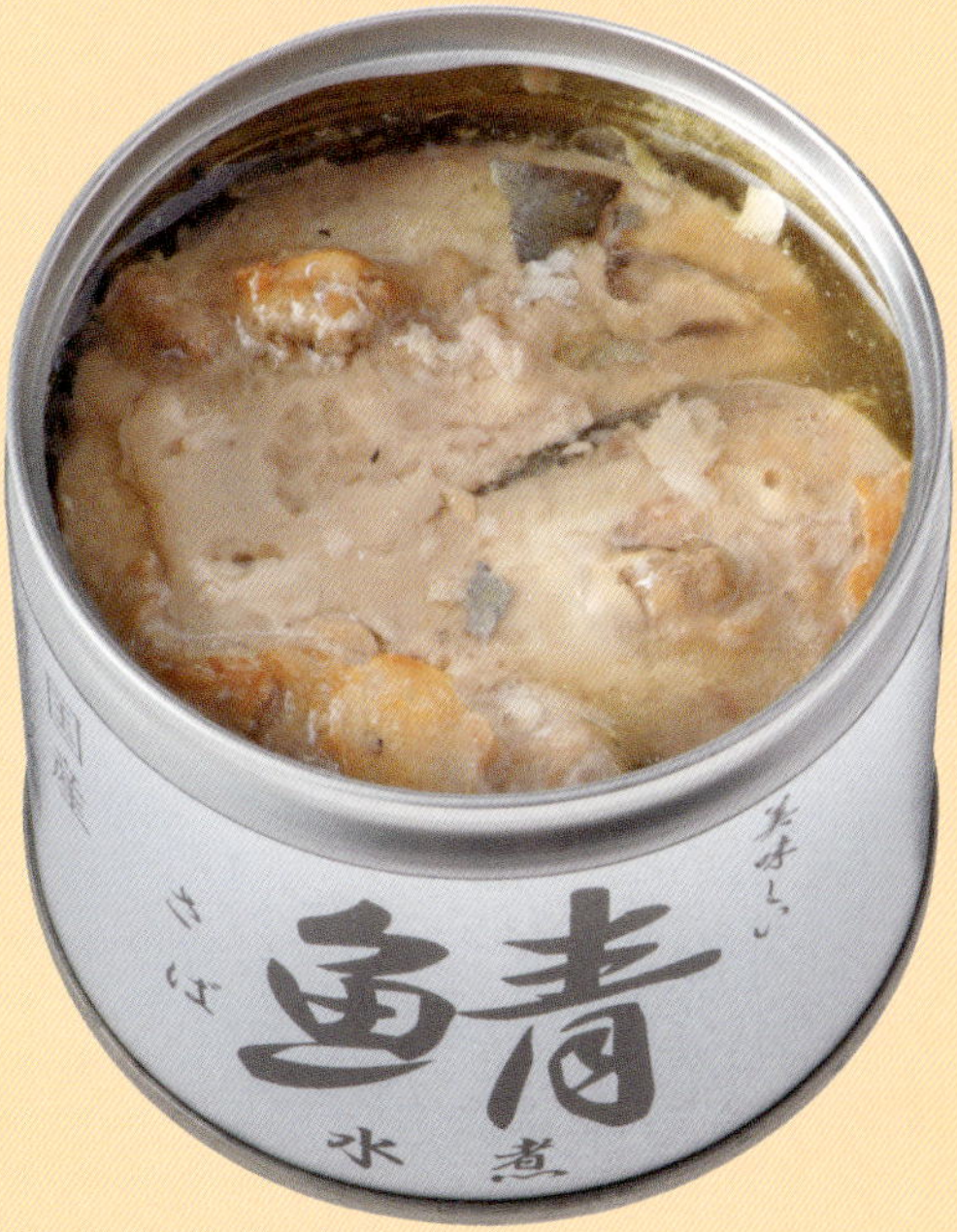

EPAが、余分な中性脂肪やコレステロールを減らす

サバなどの青魚に多く含まれているEPAやDHAは、魚だけに含まれる不飽和脂肪酸。余分な中性脂肪やコレステロールを減らします。EPAとDHAは焼くなどの調理過程で流れ出てしまいますが、缶詰ならばしっかり閉じ込められており、手軽に食べられるのでおすすめ。

ヤセる食材 5

そば

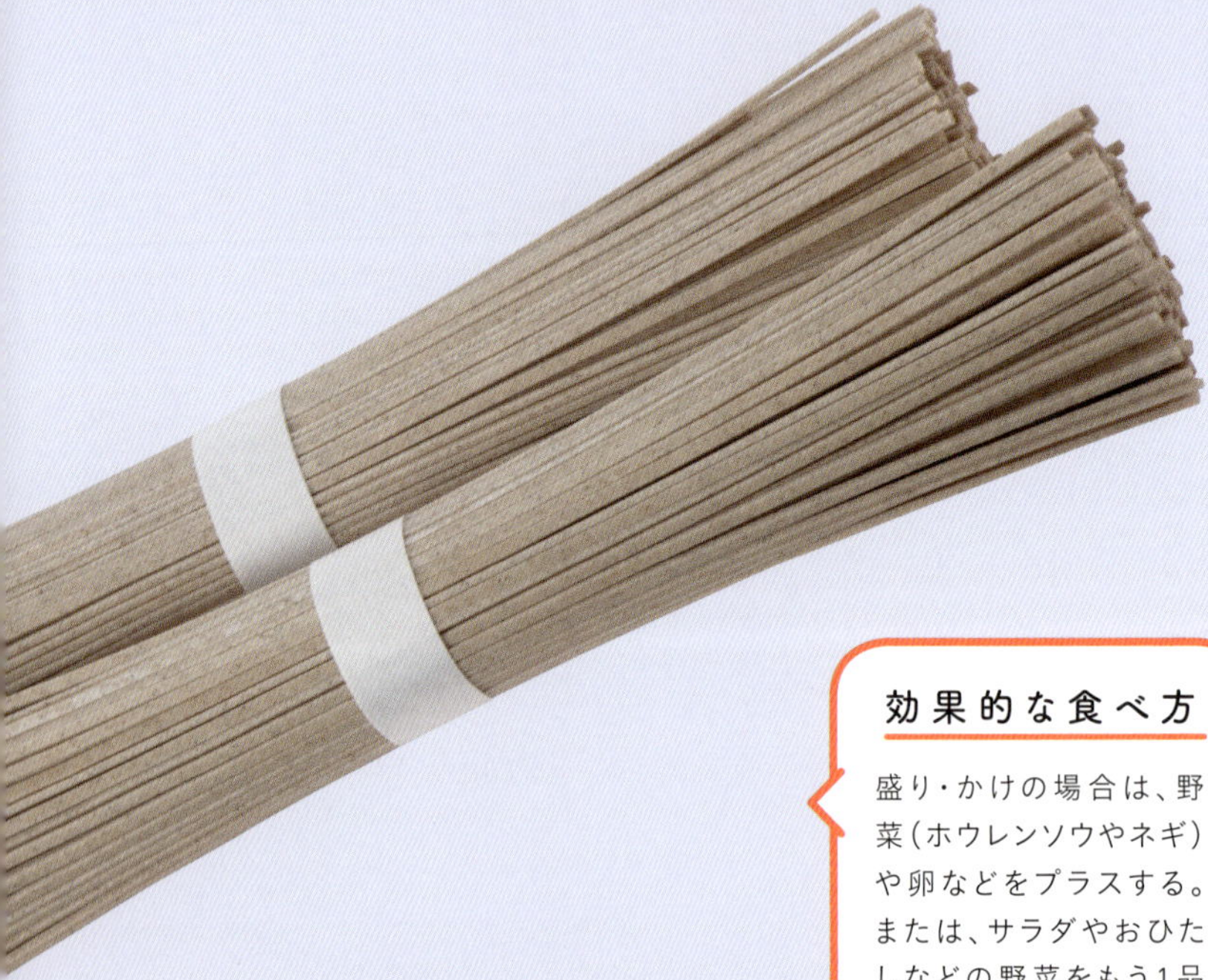

効果的な食べ方

盛り・かけの場合は、野菜（ホウレンソウやネギ）や卵などをプラスする。または、サラダやおひたしなどの野菜をもう1品一緒に食べること。

ヤセる栄養素が豊富な いいことずくめの主食

主食のうち、比較的たんぱく質が豊富で、必須アミノ酸も含んでいます。腸内環境をととのえる食物繊維も多く、抗酸化作用もあり。「二八そば」「十割そば」といった、そば粉の割合が多く、つなぎの小麦粉がなるべく入っていないタイプが太らない食べ方におすすめ。

第 4 章

栄養士だけが
知っている
ヤセる
栄養素

ヤセるために必要な栄養素は？

私たちは、食べ物から栄養素を摂ってエネルギーにし、消化、吸収、代謝をして生命を維持しています。

ダイエットをするとき、「摂りすぎていないか……」と糖質や脂質を減らすため、**引き算思考**で取り組むことが多いですが、じつはカロリーの消費には、必要な栄養素をプラスしていく**足し算思考**が大切です。

もちろん摂りすぎは太ることにつながるものの、栄養素が上手に働くことによって、糖質や脂肪を燃焼しやすくさせるので、ヤセる近道になります。

では、具体的にどんなバランスがよいのでしょうか？

第4章 栄養士だけが知っている ヤセる栄養素

ちゃんと食べてもヤセる黄金比

カロリーが燃焼しやすく、基礎代謝量がアップする黄金比があります。摂取カロリーに対して、たんぱく質13〜20％ 糖質50〜65％ 脂質20〜30％。

この3つの比率を意識することで、過不足なく栄養を摂りやすくなって、頑張らなくてもヤセやすい体になります。**多くの太っている人は、糖質や脂質の比率が大きいため、余分に蓄積されていたのです。**

さらに、ビタミンやミネラルなどをかしこく摂れば、糖質や脂質が効率よくエネルギーに変えられ、カロリー燃焼が簡単になってきます。

これに食物繊維をきちんと摂れば、完璧です。腸の働きがよくなり、きちんと排出してくれるのでお腹まわりもすっきりします。

4章では、三大栄養素とヤセるために注目していただきたい7つの栄養素の働きを、ひとつずつ解説していきます。

ヤセる三大栄養素

たんぱく質

筋肉をつくって燃焼する体に

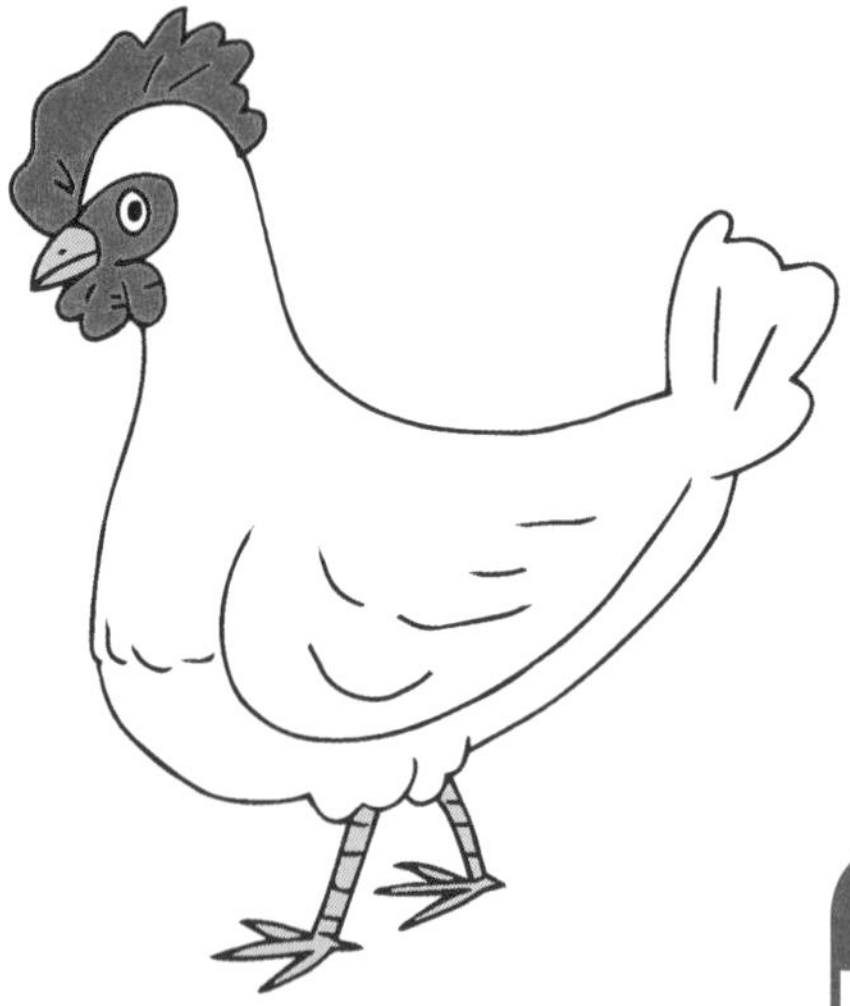

1日の摂取目安

男性 60g
女性 50g

厚生労働省「日本人の食事摂取基準」

たんぱく質が豊富な食材は？

・鶏もも肉　→41.5g（1枚・250g当たり）
・マグロ赤身　→26.4g（刺身7切れ）
・卵　→7g（1個）

食べても太らないために

英語では、「プロテイン」。マッチョな人たちが積極的に摂ることからもわかるように、たんぱく質は筋肉をつくる栄養素です。

「筋肉なんかいらないから、とにかく早くヤセたい！」という人もいるかもしれません。しかし、**筋肉があることで体の基礎代謝が上がり、食べても太りにくい体になれます。**筋肉はヤセる体には、不可欠なのです。

たんぱく質は筋肉とともに、骨、内臓、血液、皮膚、爪など体のあらゆる組織を構成する材料になります。

ヤセる組み合わせ

鶏もも肉　×　アボカド

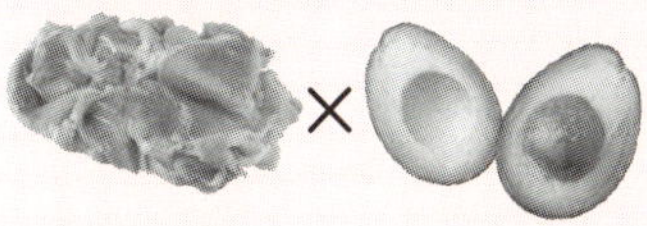

たんぱく質　ビタミンB_6

基礎代謝を高め合う

ビタミンB_6が豊富なアボカドをたんぱく質が豊富な鶏肉と一緒摂ると、栄養吸収がアップ！　ただし、アボカドは加熱すると栄養が逃げてしまうので、生食で。

それをつくるのが、たんぱく質に含まれるアミノ酸。
これが、たんぱく質全体を効率的に摂取するカギになります。

アミノ酸の摂り方が重要

アミノ酸は全部で20種類あり、なかには、食事からしか摂ることができないもの（必須アミノ酸）もあります。アミノ酸はひとつでも不足すると、たんぱく質全体の働きを低下させてしまうという側面も。

アミノ酸をバランスよく摂取することが大事ですが、ひとつの食材だけでなく、肉、魚、卵、大豆など、いろいろなジャンルからたんぱく質を摂ることで補い合うことができます。

動物性と植物性を両方食べる！

肉、牛乳、卵は、アミノ酸をバランスよく含む動物性たんぱく質です。まさに、筋肉をつくるには欠かせません。

しかし、動物性たんぱく質は、脂肪分も比較的多く含むため、摂りすぎには注意したいものです。とくに肉の場合、部位によっても異なりますが、**牛肉→豚肉→鶏肉の順に脂肪を多く含んでいる**ことをお忘れなく。

一方、大豆や豆腐などに多く含まれる植物性たんぱく質は、脂肪分が少ないのが特徴。かといって、これらだけ食べても筋肉はつきません。

片方だけにならないように、**両方のたんぱく質を食べることが理想**なのです。

ヤセる三大栄養素

糖質

ごはんもOK！食べ方に気をつける

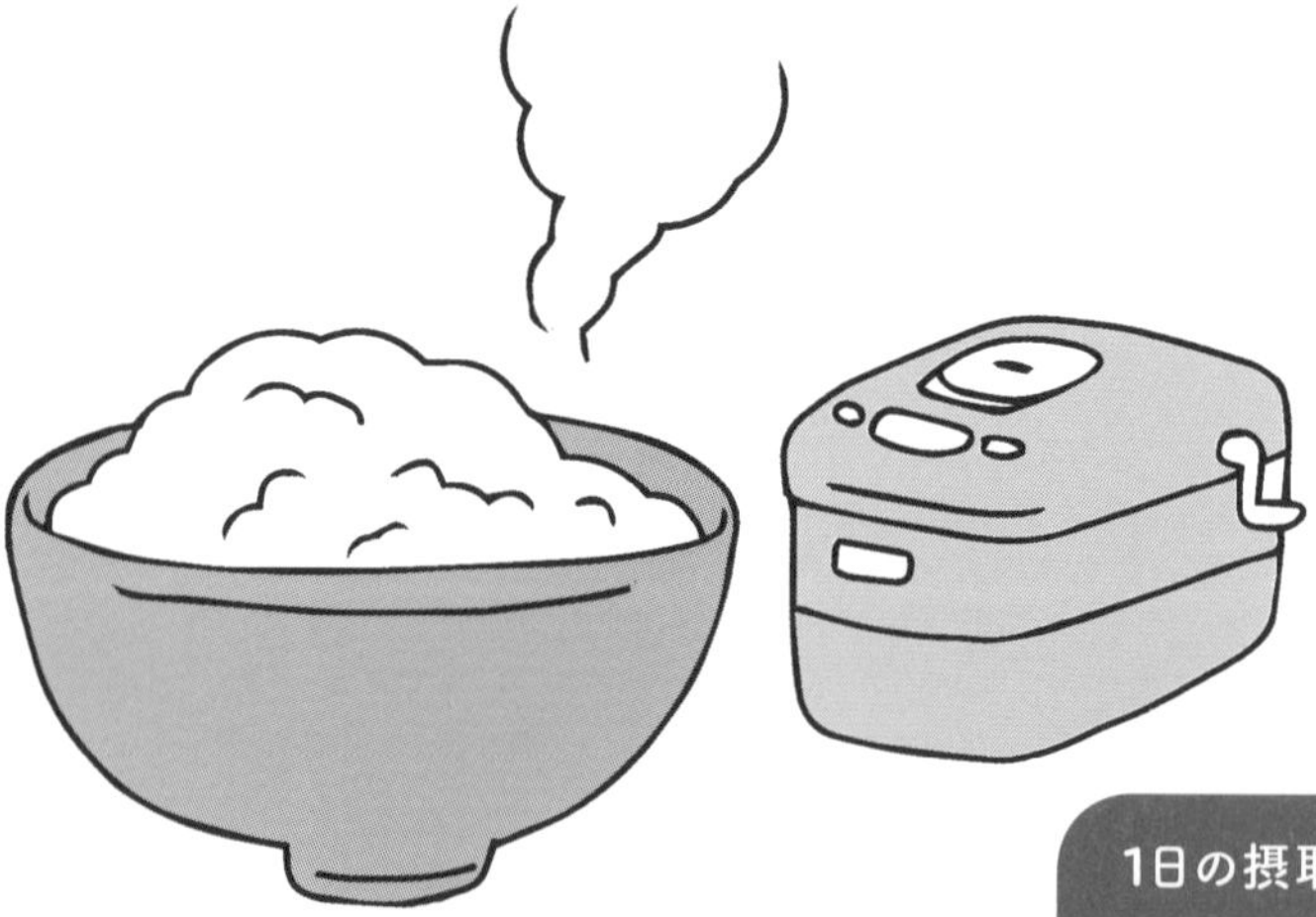

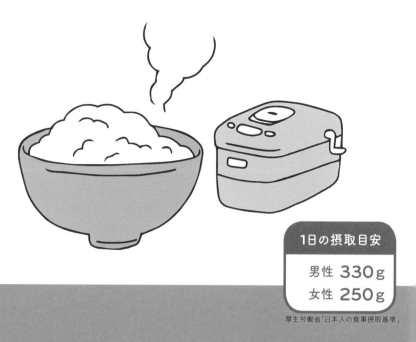

1日の摂取目安

男性 330g

女性 250g

厚生労働省「日本人の食事摂取基準」

糖質が豊富な食材は？

・白ごはん →55.2g（1膳）

・食パン →29.7g（6枚切り・1枚）

・バナナ →18g（1本）

体を動かすためには必須

糖質とは、炭水化物から食物繊維を除いたものを指します。おもに、体内に入るとブドウ糖に分解され、体を動かすエネルギー源となって大きな役割を果たします。

昨今では、糖質だけが太る原因として「糖質オフ」「糖質制限」のダイエットが話題になっています。しかし、**糖質をきちんと摂れていないと、体を動かす力が不足することに。**

健康的にヤセていくことを目指すなら、過度な糖質制限はおすすめしません。

ヤセる組み合わせ

白ごはん

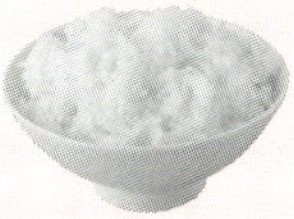

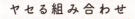

糖質

×

納豆

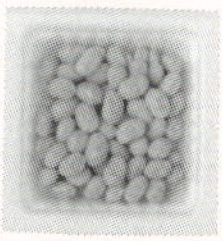

たんぱく質・食物繊維

血糖値の急上昇を防ぐ

糖質を多く含むごはんは、たんぱく質と一緒に摂ると基礎代謝量が上がり、食物繊維と摂ると血糖値の上昇がゆるやかになります。その両方を含むのが納豆です。

脳の代謝を上げられる

脳や神経系にとって、糖質は大切なエネルギー源。朝ごはんをしっかり食べないと頭が働かなかったり、頭を使いすぎたときに甘いものを食べるとすっきりするのはそのため。どんな栄養素よりもスピーディーにエネルギーになるという特徴があり、基礎代謝アップにも一役買っています（P28）。

糖質が不足してくると、脳はイライラしてきます。それに、たんぱく質や脂質の量が増えたりして、栄養バランスも悪くなります。

血糖値を左右する栄養素

ただし、余った糖質は肝臓や脂肪細胞に蓄えられてしまい、肥満の原因、糖尿病や動脈硬化などを引き起こす要因になります。摂りすぎには注意が必要です。

とくに、**糖質は血糖値の上昇に大きく影響する**ため、食べ方を工夫することも大切。食物繊維と一緒に摂ることで血糖値の上昇がおだやかになります。

そういう意味でも、麦ごはん（Ｐ96）を主食にしたり、野菜を先に食べることはダイエットにはとても有効です。

ちなみに、穀物やイモなどにも糖質を多く含みますが、**ダイエットに一番向かないのは「砂糖」**。

運動している人ならばエネルギーとして消費されますが、運動していない人は中性脂肪となってしまいます。スイーツを食べるときには、Ｐ77を参考にしてください。

ヤセる三大栄養素

脂質

実はヤセたい人の味方！

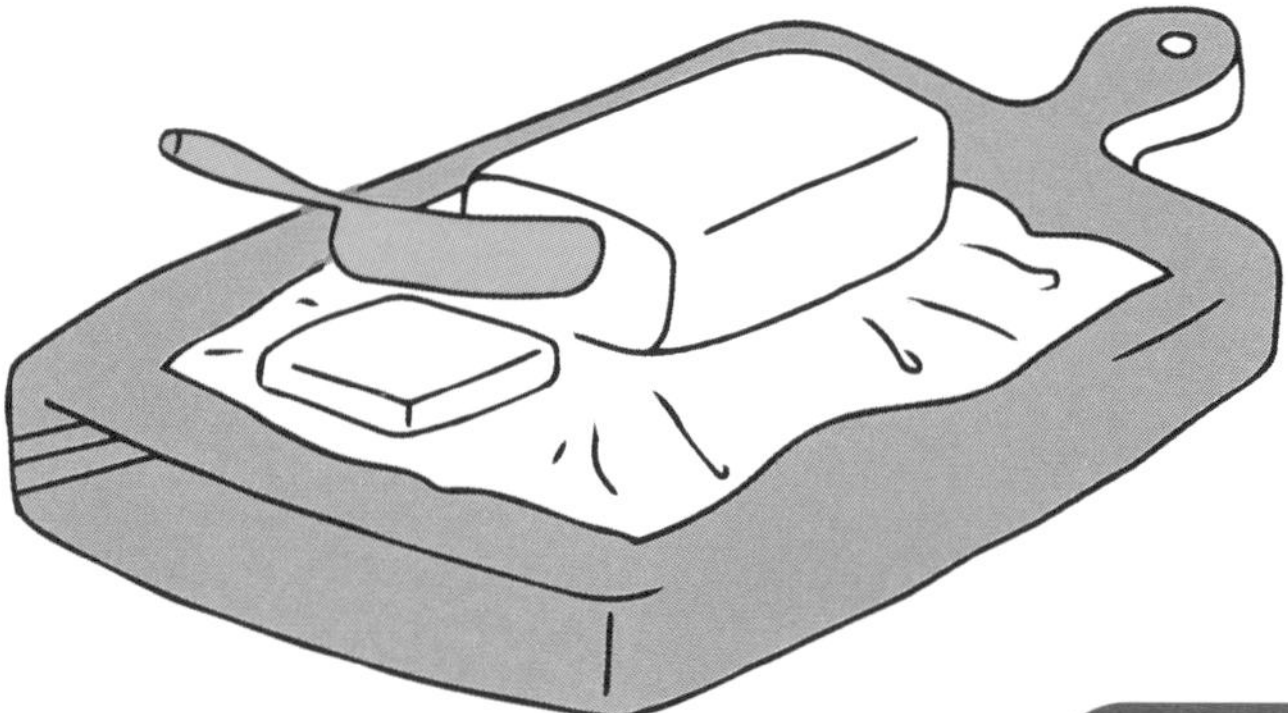

1日の摂取目安

男性 65g

女性 50g

厚生労働省「日本人の食事摂取基準」

脂質が豊富な食材は？

・豚バラ肉 →43.9g（100g当たり）
・サンマ →22.8g（1尾）
・バター →81g（100g当たり）

食べ合わせ次第で太らない

脂質と聞くと、ヤセたいなら食べちゃダメ！　と思いませんか？　しかし、それはまったくの逆。**脂質こそ、ヤセたい人の味方になる栄養素**なのです。

　たとえば、体にいいとされているトマトの「リコピン」、ホウレンソウやニンジンの「β-カロテン」など、水に溶けずに油脂に溶けやすい「脂溶性ビタミン」類は、脂質（油脂）を一緒に摂ることでグンと吸収率が高まります。

　ダイエットのためにと、せっかくビタミン豊富な野菜サラダをノンオイルのドレッシングで食べても、脂質を摂らなくては、ヤセの道への期待は薄いのです。

ヤセる組み合わせ

豚バラ肉　×　ゴボウ

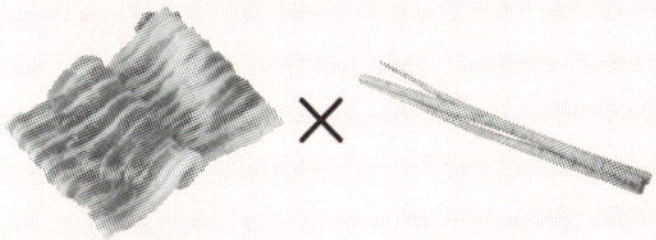

脂質　ビタミンB_2

脂質をエネルギーに変える

中性脂肪を増やしやすい脂を多く含む豚バラ肉は、脂質をエネルギーに変えてくれるビタミンB_2が豊富なゴボウと一緒に食べること。炒めもの、鍋などに。

摂れば食後の満腹感が持続

たんぱく質と糖質が1グラムあたり4キロカロリーのエネルギーを生み出すのに対して、脂質は約9キロカロリーと、少量で大きいエネルギーを生み出します。つまり、たんぱく質や糖質より摂る食べ物の量が少なくて済む、効率のいいエネルギー源です。

効率がいいということは、消化する時間もゆっくり。**三大栄養素のなかで、最も食後の満腹感が持続しやすいのが魅力**です。

極端に脂質を減らしてしまうと、満腹感が得られずに過食になる可能性も。エネルギー不足になって疲れやすい体になることもあります。

また、脂質が少なすぎると便がかたくなって排泄しにくくなったり、便秘になりがちです。

良質な脂肪がある

脂質には、肉類やバターなどに多く含まれている「飽和脂肪酸」と、魚介類や大豆などに含まれている「不飽和脂肪酸」とに分類されます。

どちらもバランスよく摂るのが理想ですが、飽和脂肪酸は血液中の中性脂肪やコレステロールをためます。比較的**サラサラとした不飽和脂肪酸がよく、とくにEPAやDHAも良質**と言えるでしょう。

ヤセる補助栄養素①

ビタミンB群

三大栄養素の代謝を促す

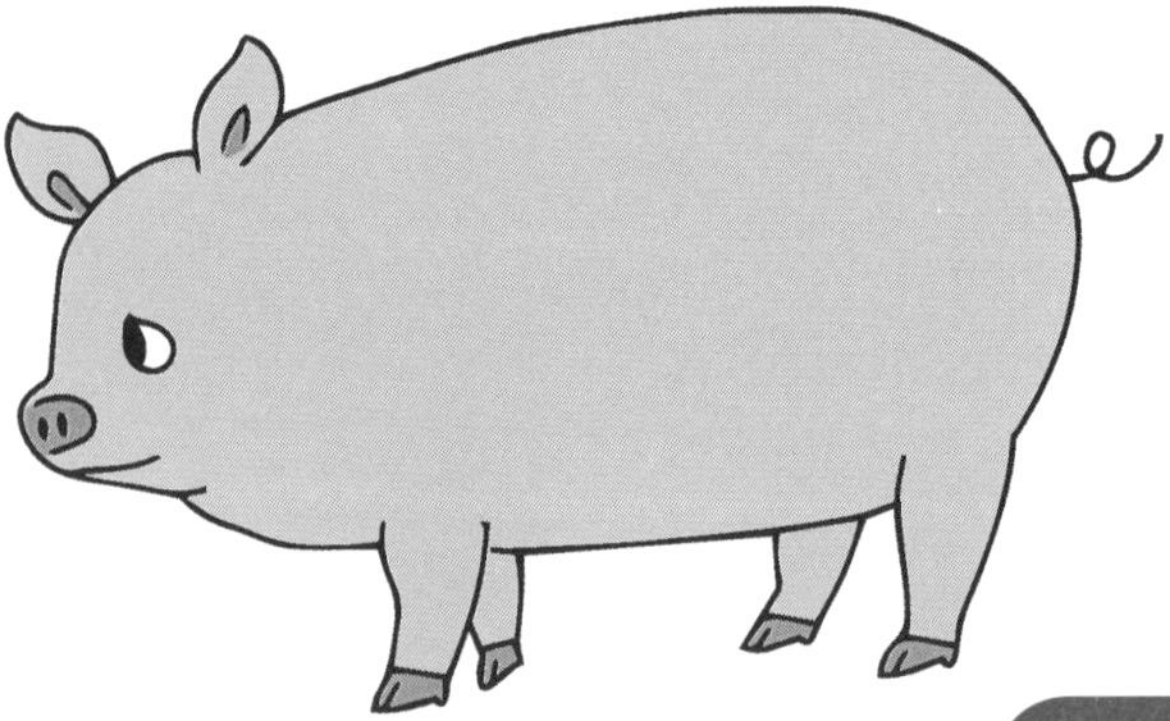

1日の摂取目安

B_1／女性1.1mg 男性1.4mg
B_2／女性1.2mg 男性1.6mg
B_6／女性1.2mg 男性1.4mg

厚生労働省「日本人の食事摂取基準」

ビタミンB群が豊富な食材は？

B_1…豚ロース肉 →0.9mg（100g当たり）
B_2…豚レバー →3.6mg（100g当たり）
B_6…マグロ赤身 →0.85mg（刺身7切れ）

ヤセるビタミンの代表

ビタミンは、これまで解説した三大栄養素をはじめ、食事の代謝や吸収を高めてくれます。1日の摂取量こそ微量でも、きちんと摂りたい栄養素です。

とくにビタミンB群は水に溶けやすい水溶性ビタミンなので、体内にたまることなく、汗や尿として2~3時間で体外に排出されるため、過剰摂取の心配が少ないのが特徴です。

8種類あるビタミンB群のなかでも、**ヤセる体づくりをサポートするのがビタミンB_1、B_2、B_6。**
それぞれの特徴を解説していきます。

ヤセる組み合わせ

豚ロース肉 × サヤインゲン

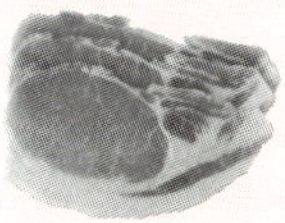

ビタミンB_1

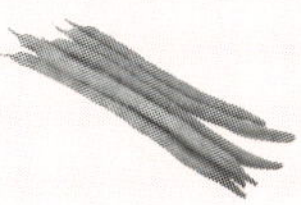

ビタミンB_2

糖質と脂質をW分解

豚ロース肉に含むビタミンB_1は糖質の分解に欠かせない。脂質を分解するビタミンB_2を含むサヤインゲンと一緒に食べれば、糖質と脂質両方の蓄積予防に。

糖質の分解を助けるB1

ビタミンB1は、**糖質の代謝に不可欠**なビタミン。豚肉やウナギのかば焼き、大豆、玄米などに多く含まれています。未精製の穀類に多く含まれているので、主食のごはんを白米から玄米や胚芽精米などに変えると、手軽に摂ることができます。

脂質の代謝に働きかけるB2

脂肪が燃焼されるときに多く消費され、脂質の代謝に働きかけるのが、ビタミンB2。

動物性では肉のレバー、牛乳・乳製品、卵。植物性ではモロヘイヤや豆苗、納豆などにも多く含まれています。

ビタミンB2が不足すると、体内で脂肪が燃焼しにくくなります。中華料理や揚げ物を食べるときには積極的に摂りたい栄養素です。

たんぱく質の代謝に働くB6

たんぱく質の分解に必要なのが、ビタミンB6。たんぱく質と一緒に摂ることで代謝を促すので、基礎代謝量もアップ。鶏のささみ、バナナ、アボカドにも多く含まれています。
脂質の代謝を助ける作用もあり、同じ働きのあるB2と一緒に摂れば、より働きが高くなります。

ヤセる補助栄養素②

カリウム

水分量を調節してむくみをとる

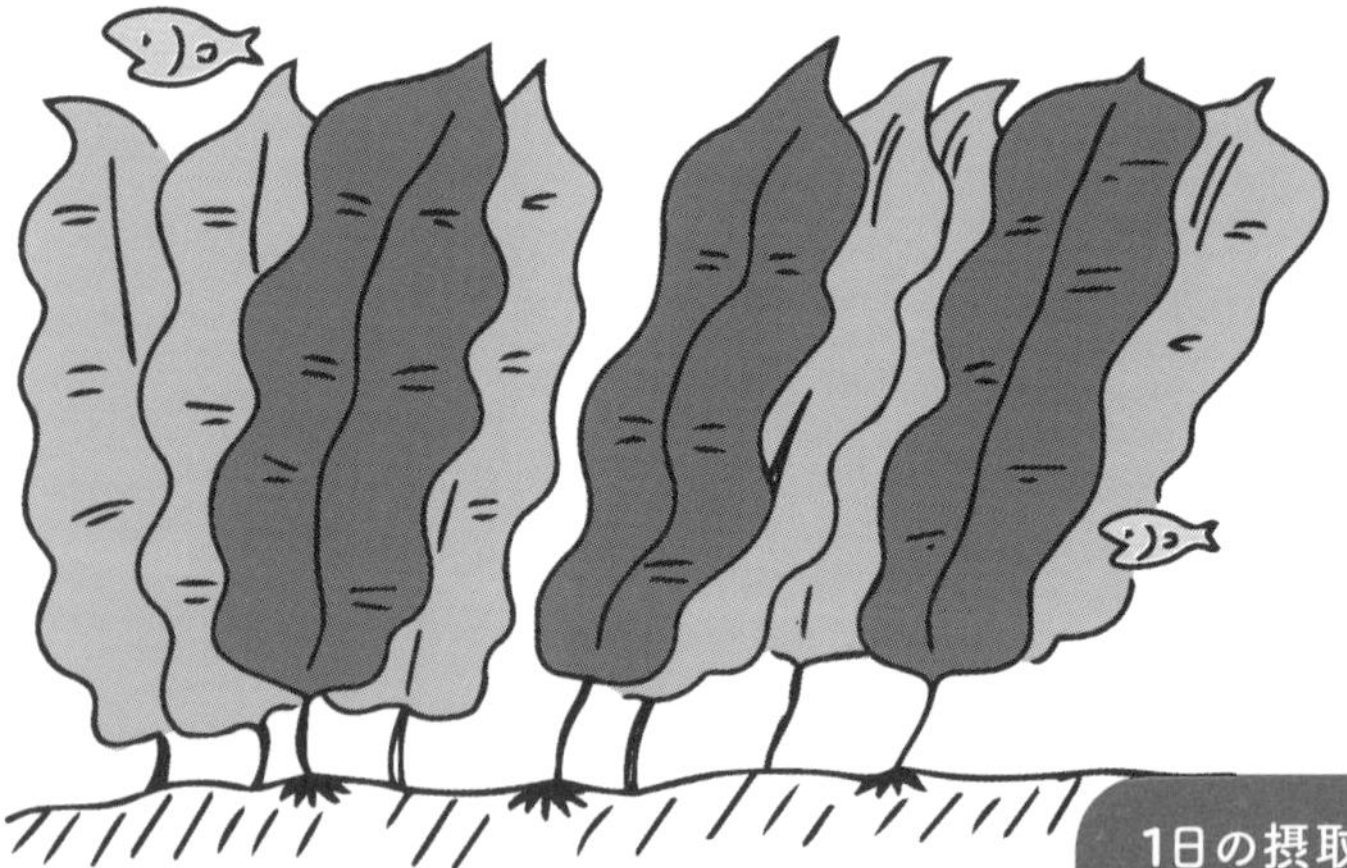

1日の摂取目安

男性 3000mg以上
女性 2600mg以上

厚生労働省「日本人の食事摂取基準」

カリウムが豊富な食材は?

- 小松菜 →990mg(生・1束)
- ホウレンソウ →1400mg(生・1束)
- アボカド →1200mg(1個)

2：1のバランスで摂取を

カリウムはナトリウムと協力して細胞の機能を支える、生命活動の維持に必須のミネラル。**体内の水分量や浸透圧のバランスを保つ働き**もあります。

カリウム2に対し、ナトリウム1がちょうどいい割合です。このバランスがくずれると、むくみの原因になります。逆に、バランスよく摂っていればむくみもなく、すっきりとした体に。

カリウムは水に溶けやすいのも特徴。ホウレンソウなどの青菜類に多く含まれていますが、汁物に生のまま入れて調理するのがおすすめです。

ヤセる組み合わせ

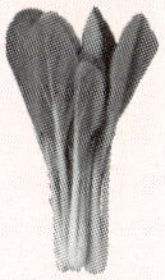

×

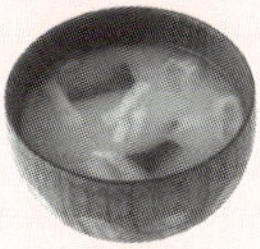

絶対の相方はナトリウム

小松菜に含まれているカリウムは味噌汁のナトリウムと一緒に摂ることで、水分調節のバランスがうまくいきます。余分な水分を排出してむくみをとってすっきり。

ヤセる補助栄養素③

食物繊維

腸内環境を整え、血糖上昇を抑える

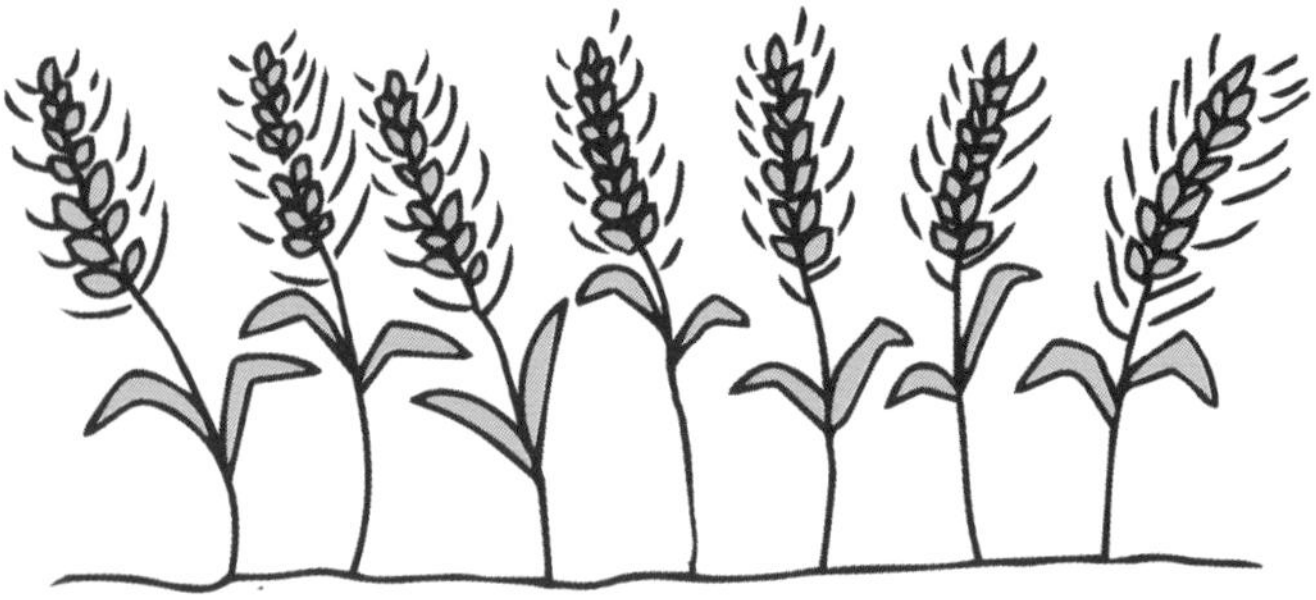

1日の摂取目安

男性 20g以上
女性 18g以上

厚生労働省「日本人の食事摂取基準」

食物繊維が豊富な食材は?

・大麦 →9.6g（押麦・100g当たり）
・ゴボウ →8.6g（1本）
・納豆 →3.4g（1パック）

最も不足してはならない栄養素

食物繊維は正確には栄養素とは言えないため、炭水化物に分類されますが、糖質とは異なり体内では消化されません。そのため、昔は無益な成分と見なされていましたが、便秘の改善などに役立つことがわかり、**〝第6の栄養素〟**と呼ばれるようになりました。

食物繊維は、水に溶けない「不溶性食物繊維」と、水に溶ける「水溶性食物繊維」とに分けられます。

どちらも腸内環境を整える働きをしますが、不溶性は大腸で水分を吸収して便の量を増やして排泄を促し、水溶性は**小腸で糖を吸収するときにスピードを遅くさせ、血糖値の上昇をおだやかにさせます。**

ヤセる組み合わせ

めかぶ

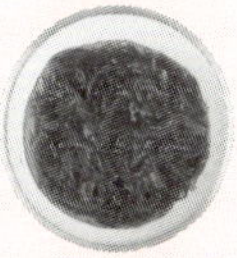

食物繊維

×

納豆

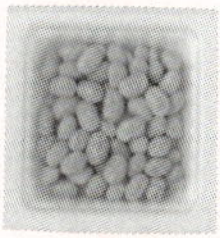

乳酸菌

ごはんの最強のお供！

食物繊維が豊富なめかぶと乳酸菌を含む納豆を組み合わせると、腸内環境がよくなって、すっきり排便。食後の血糖値の上昇もゆるやかになります。朝食にぜひ。

ヤセる補助栄養素④

乳酸菌

脂質や糖質の吸収を抑える

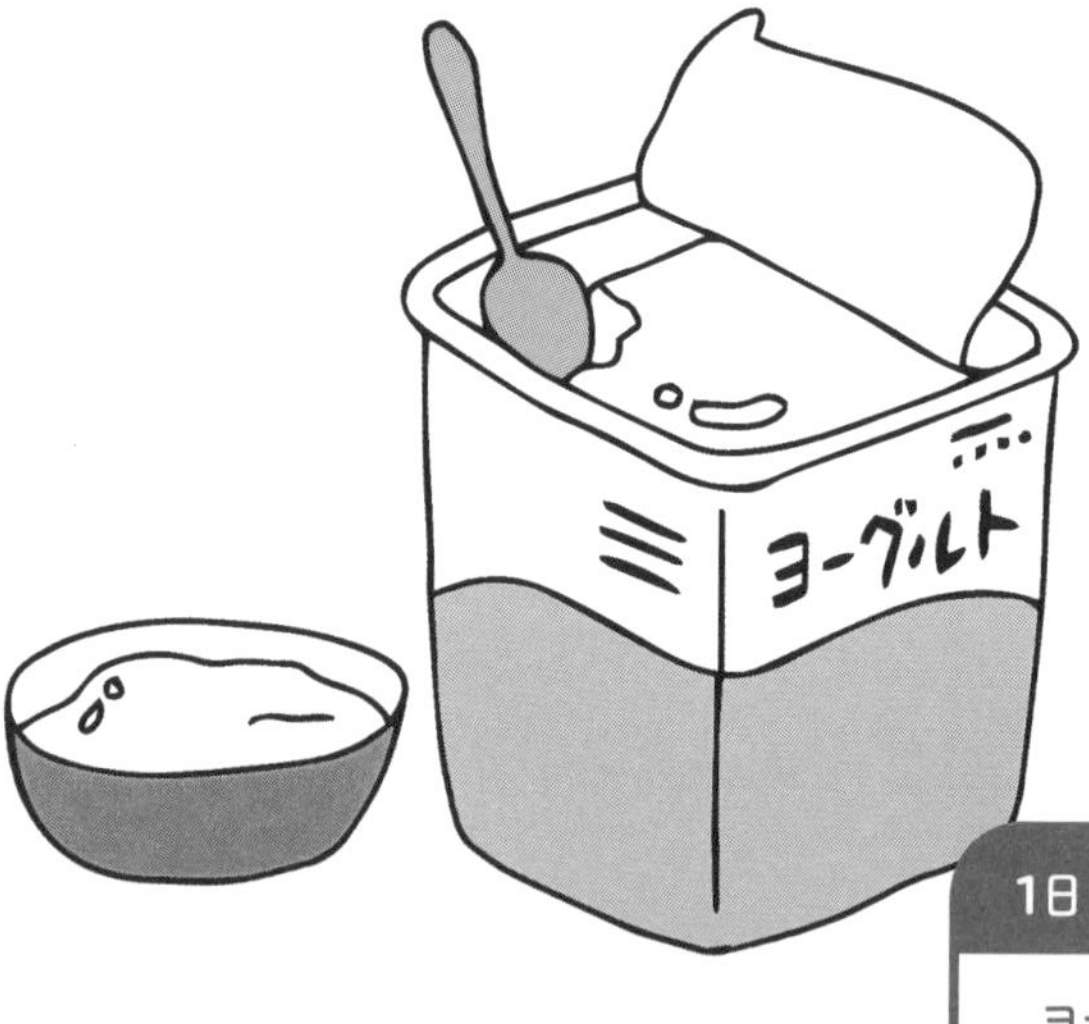

1日の摂取目安

ヨーグルトで
200〜300g

乳酸菌が豊富な食材は?

ヨーグルト／チーズ
キムチ／納豆
ぬか漬け／味噌

善玉菌が腸内環境を整える

乳酸菌は、腸内で乳酸を大量につくり出す細菌の総称。ビフィズス菌やブルガリア菌、ガセリ菌など、その種類は200以上もあり、ヨーグルトやチーズなどの発酵食品に多く含まれています。

乳酸菌は**小腸で脂質や糖質の吸収を抑え、排出を促す**ため、ダイエットの強い味方に。また、糖質や食物繊維をエサにして、腸内の善玉菌を増やし、腸内環境を整えます。快便にもなり、おなかまわりもすっきり。

乳酸菌は胃酸に弱いとされているので、寝起きすぐや空腹時など胃に何もない状態のときに、ヨーグルトなどを食べるのは避けましょう。

ヤセる組み合わせ

ヨーグルト

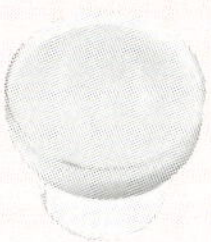

乳酸菌

×

プルーン

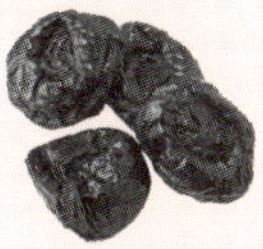

食物繊維

善玉菌を増やす鉄板コンビ

ヨーグルトに含まれる乳酸菌はプルーンに含まれる食物繊維をエサにし腸内の善玉菌を増やし、腸内環境を整えます。腸内環境がよければ、便通もよくなり代謝も改善。

ヤセる補助栄養素⑤

カプサイシン

辛み成分が脂肪に効く

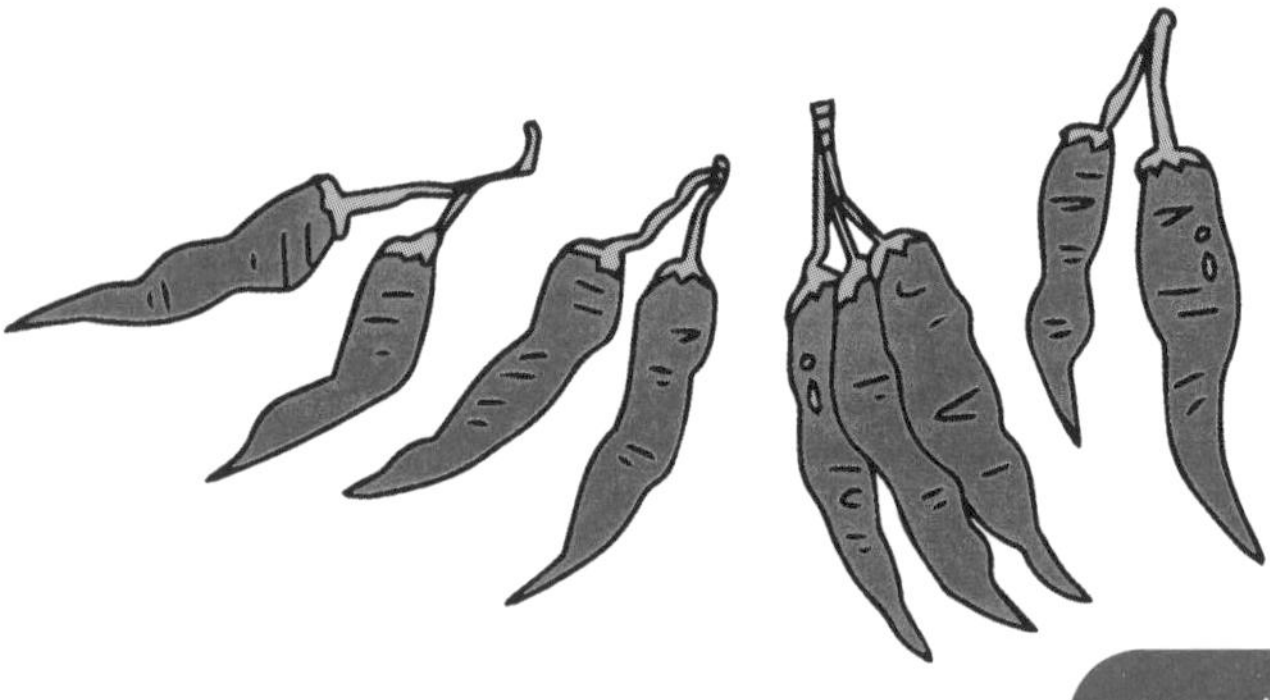

1日の摂取目安

唐辛子1本くらい

カプサイシンが豊富な食材は?

唐辛子（1本）1mg

粉唐辛子（一味、七味など含む）

パプリカ（赤）／シシトウ（辛いもの）

唐辛子の力で燃焼

カプサイシンは唐辛子などに含まれている成分で、赤い色素。ダイエット効果があることは、皆さんもご存じではないかと思います。

しかし、どのような仕組みで脂肪を燃やしてくれるか知っていますか？

カプサイシンを摂取すると、辛み成分が交感神経を刺激してアドレナリンを分泌させます。それによって**脂肪の分解と燃焼を促すため、エネルギー代謝が高まる**というわけです。

水洗いなどで成分が失われる心配はありませんが、油やアルコール、お酢には溶けやすいので、唐辛子を漬け込むと、成分が溶け出します。

ヤセる組み合わせ

唐辛子 × お酢

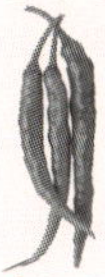

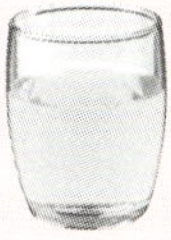

糖質と脂肪燃焼を加速！

唐辛子のカプサイシンは脂肪の燃焼を促し、お酢の酢酸は糖質を効率よく燃焼させます。脂肪と糖質の燃焼効果で太りにくい体に。島唐辛子のように漬けても便利です。

ヤセる補助栄養素⑥

EPA

どんどん摂りたい脂肪酸

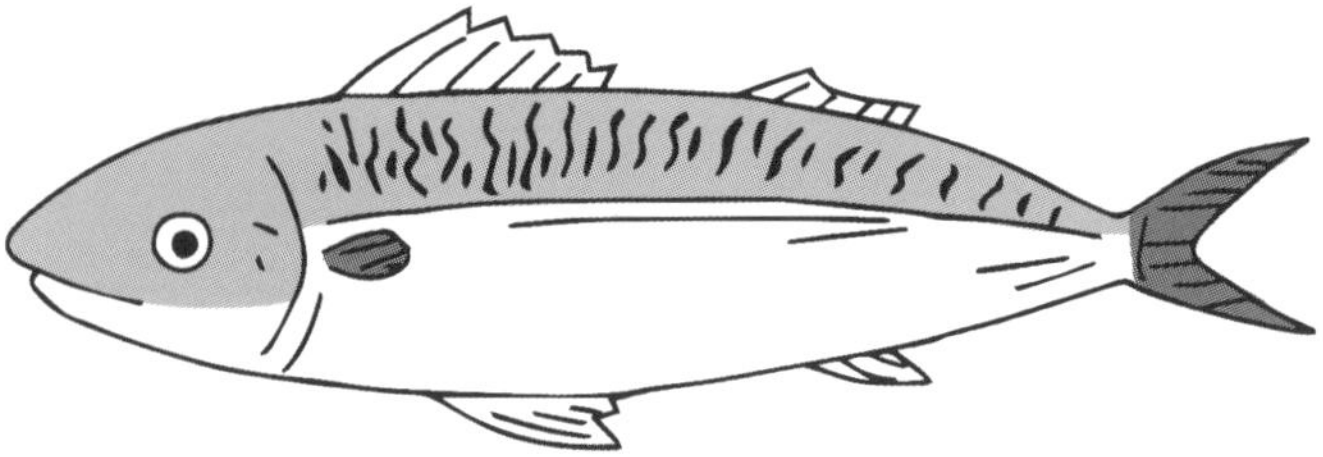

1日の摂取目安

オメガ3の脂肪酸として
2000mg

EPAが豊富な食材は？

・トロ　→1600mg（100g当たり）
・サバ　→690mg（1切れ）
・アジ　→260mg（1尾）

魚の脂が中性脂肪を減らす

ＥＰＡとはエイコサペンタエン酸の略で、主に魚に含まれる不飽和脂肪酸のこと。オメガ3と呼ばれる体にいい油のひとつで、**余分な中性脂肪やコレステロールを減らす働き**があります。

サンマ、ブリ、イワシ、サバなど青背の魚、またマグロの脂身「トロ」に多い成分です。

魚はたんぱく質なので、ＥＰＡを目当てにしても積極的に摂るべきですが、食べる量にはどうしても限度があります。

効率よく摂るには、**刺身**が一番！　焼き魚や揚げる調理は、脂が落ちてしまうので注意。

ヤセる組み合わせ

アジ

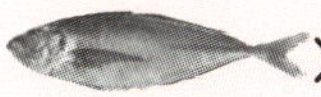

EPA

×

トマト缶

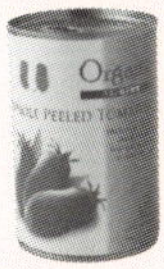

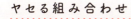

リコピン

相乗効果で脂肪燃焼！

アジのEPAとトマトのリコピンはどちらも脂肪燃焼に働きかけます。アジとトマト缶を煮込み料理にするなら、スープも飲んでEPAを余さず食べてください。

ヤセる補助栄養素⑦

L-カルニチン

脂肪燃焼をしっかりサポート

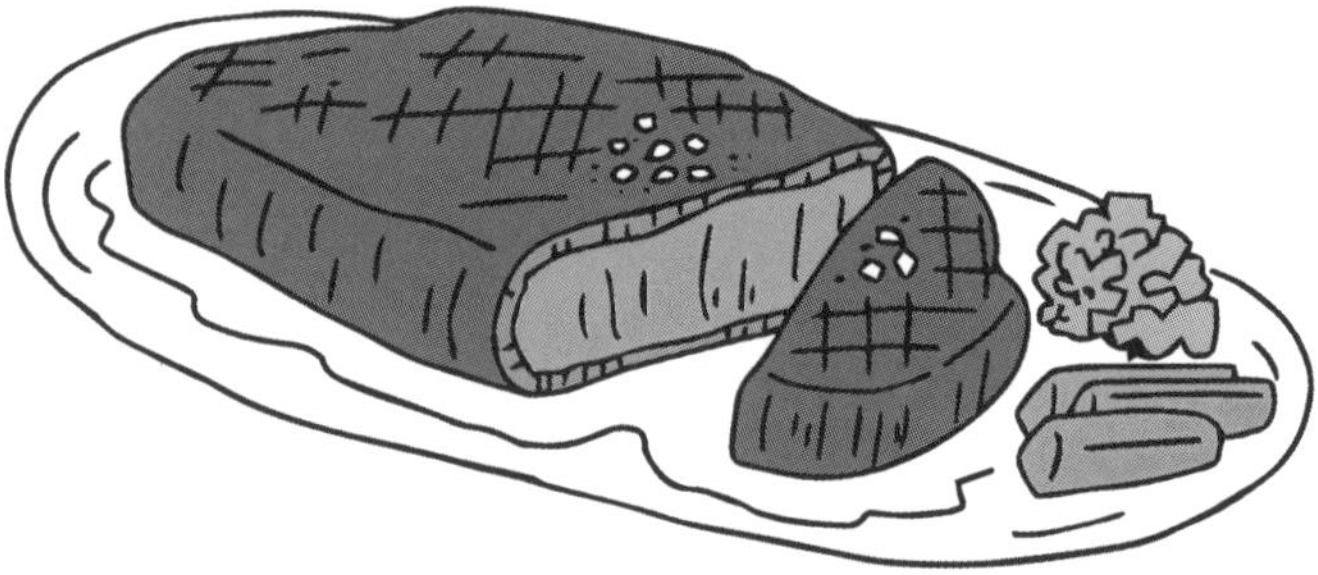

1日の摂取基準

〜1000mg

L-カルニチンが豊富な食材は？

・牛ランプ肉　→130.7mg（100g当たり）
・豚ロース肉　→69.6mg（100g当たり）
・カキ　→23.1mg（5個）

カプサイシンと一緒に摂れば相乗効果あり

L–カルニチンはたんぱく質に含まれるアミノ酸の合成物で、牛や豚、羊、馬などの赤身肉に多く含まれています。

体内では筋肉に多く存在しており、**脂質の代謝を助ける物質。**ダイエットに効果的とされています。

L–カルニチンを最も多く含む牛の赤身肉は、脂肪も多くないためヘルシーなたんぱく質です。

気をつけたいのは調理するとき。焼きすぎるとたんぱく質が変性してかたくなり、腸で消化吸収しづらくなってしまいます。ステーキなら、レアやミディアムレアがおすすめ。

ヤセる組み合わせ

牛ヒレ肉 × 赤パプリカ

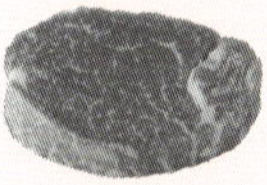

L-カルニチン

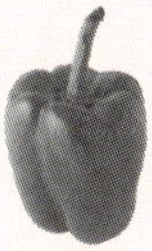

カプサイシン

脂肪を燃焼してくれる2つ

牛のヒレ肉に含まれるL–カルニチンと、赤パプリカのカプサイシンはどちらも脂肪燃焼を促す働きがあります。一緒に食べて、脂肪燃焼を促進させましょう。

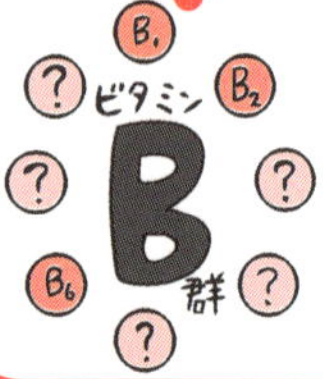

Q ビタミンB群のうち、B_1、B_2、B_6以外は必要ないの？

A 健康にヤセるには、摂取を！

ヤセる栄養素としては、ビタミンB_1、B_2、B_6をまず解説しましたが、ビタミンB群には、ほかに健康的にヤセるうえでは知っておいてほしい栄養素があります。

まずビタミンB_{12}と葉酸は赤血球の生成に必要で、貧血を予防し、免疫力も高めます。

次にナイアシン。これは、糖質や脂質、たんぱく質の代謝をサポートしたり、アルコールの分解にも欠かせません。

皮膚や髪の毛を健康にするビオチンは、きれいにヤセるうえでも心強い栄養素です。とくに、ダイエットに悩んでいる女性は、ビタミンB群を積極的に摂ってみてください。

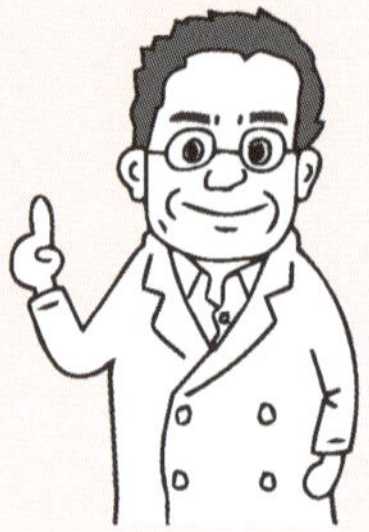

第 5 章

食べたい気持ちをラクに抑える
食欲コントロール

食欲が消えないのは食べグセの問題

慈恵医大病院の栄養部では、メタボリック症候群の保健指導を行っています。

その食事指導の際に使用しているのが、**「食行動に関する質問票」**です。自分の食べ方の問題点を把握するため、患者さんにはいくつかの食事に関する質問に答えてもらいます。当院の患者さんも、この質問票でご自身の問題点が浮き彫りになり、食生活を見直すいい機会になっています。

140ページから掲載する「食動機」、「代理摂食」、「空腹・満腹感」、「食べ方」、「食生活の規則性」のA～Eの項目は、食欲に関わるものを抜粋していますが、該当する項目があるほど、思わしくないクセがあり、**食行動の偏りがある**とみなされます。

食欲は意識で変えられる

質問票から、どのような問題が見えてきたでしょうか?

おそらく、多くの人が気づいたのは、**いつでも、好きなように食べられる環境**を生み出してしまっていることだと思います。

本書は、「ヤセる食べ方」をテーマにした内容ですが、食べ方はなにも食材や栄養素に限ったことではありません。**何をどのように食べるかが重要**ですから、食べたい欲求と上手に付き合えるように、食欲コントロールをしていきましょう。

以下の中で、それぞれ当てはまる数を数えてください。

A	**食動機**
1	料理が余ると、もったいないので食べてしまう
2	食後でも、好きなものなら入る
3	他人が食べていると、つられて食べる
4	外食や出前をとるときは多めに注文する
5	食料品を買うときに、必要量より多めに買わないと気がすまない
6	果物やお菓子が目の前にあると、つい手が伸びる
7	料理を作るときには、多めに作る
8	スーパーでおいしそうなものがあると、予定外でもつい買ってしまう
9	食後すぐでも、次の食事のことが気になる
10	お付き合いで食べることが多い

B	**代理摂食**
11	冷蔵庫に食べ物が少ないと落ち着かない
12	イライラしたり、心配事があると、つい食べてしまう
13	身の回りにいつも食べ物を置いている
14	何もしていないと、つい食べる

C	**空腹・満腹感**
15	空腹になるとイライラする
16	お腹いっぱい食べないと、満腹感を感じない
17	たくさん食べてしまった後で後悔する
18	食前にはお腹が空いてないことが多い

D	食べ方
19	早食いである
20	人から「よく食べるね」と言われる
21	よく噛まない
22	口いっぱい詰め込むように食べる
23	食事では食べ物を次から次へと口に入れる

E	食生活の規則性
24	夜食をとることが多い
25	宴会・飲み会が多い
26	連休や盆、正月はいつも太る
27	間食が多い
28	食事の時間が不規則である
29	1日の中で、夕食がもっとも豪華で量も多い
30	夕食の時間が遅い
31	ゆっくり食事を摂る暇がない

**A～Eの各項目で
当てはまる質問が半分以上あれば、
その食行動に問題あり！**

丼ものを避けて、正しい食欲を身につける

自炊でも外食でも、丼ものは便利な食べ物です。

ラーメン、そば、うどんなどの麺類、カツ丼、親子丼、中華丼などのごはんものは、器1つで1食が完結するため、作るのもあとかたづけも簡単。

外食ではスタンド式のところも多く、時間のないときにもさっと食べることができます。

だからこそ、ついつい丼ものの食事になりがちです。

しかし、丼ものだけの食事では食べるのが早くなって、次々に口へ運ぶことになり、どうしても食べすぎてしまいます。

また炭水化物が多いため糖質中心になり、野菜などの食物繊維やビタミンB群、

植物性たんぱく質などが不足気味に……。

これでは糖質を燃焼しきれず、脂肪になって蓄えられるばかりでヤセられません。

一汁三菜が基本

丼ものの食事は頻度を減らし、食べたいときは副菜をつけること。

カレーやパスタなどの一皿で済むものも同様です。つまり、料理の単品食べはやめて、複数品食べることで、過剰な食欲にも対応できるようになります。

食事の基本中の基本ですが、**ベストは一汁三菜。**

つまり、ごはんと汁物に、肉、魚、卵などの主菜が1つ、副菜が2つ（具体的な内容は、2章の実践編を参考にしてください）。

このスタイルで食事をとっていれば、必要な栄養素は摂れて、脂肪は燃焼しやすくなり、ヤセる体づくりの基礎ができあがります。

繊維質の野菜で食欲をひと段落させる

一汁三菜の食事で守ってほしいのが食べる順番。

Ｐ32でもふれましたが「野菜ファースト」が原則です。私たち日本人は、ごはんを中心にした和食文化なので、ごはんを食べるためにおかず、と考えがちですが、そうではありません。最後にごはんを少しの香物と汁で食べるとよいでしょう。

食物繊維（副菜）→たんぱく質（主菜）→糖質（ごはん）という食べ順を意識してください。この順番で食べることにより、食後の血糖値の上昇がゆるやかになり、**食欲の爆発を防ぐ**ことができます。

また、野菜などの食物繊維を先に摂ることはよく噛むことにつながるため、満腹感を得やすく、最後に食べる糖質の過剰摂取も予防します。

「お腹がすいていないのに食べている」ことに気づく

何かの代わりに食べてしまうことを代理摂食と言います。ストレスによって起こりやすく、食べることでストレスを発散させる行為のこと。

たばこをやめた人が太るという話を聞いたことはありませんか？ たばこをやめて口さみしくなったため、食べることでその口さみしさを紛らわせる。これがまさに、代理摂食です。

代理摂食は、本当はお腹がすいていないのに「つい食べ物に手がいく人」が起こしやすいように思います。

そういう人は、つい手がのびるときに一度、**本当に今食べたい？** と自問自答してみてください。

この自問で一度冷静さを取り戻すことができるでしょう。

そこでの自答が「本当にお腹がすいている」のであれば、これは代理摂食とは言えません。


空腹を満たすためにきちんと食べなければまたそれがストレスになってしまいますが、空腹になるということは、食事の量が足りていない可能性があります。食事の量や内容を見直してみてください。

すぐに食べられるものをストックしておかない

「お腹はすいていないけど、食べたい」

これは確実に代理摂食です。お腹はすいていないのですから、本来は食べる必要がなく、食べてしまえばエネルギーの過剰摂取になります。

でも、そこで我慢すればストレスがたまってしまうなら、**ガムを噛んだり歯磨**

きをしてみるだけでも違います。シンプルですが、口さみしさを紛らわせるのに効果的だと思います。

本当は、**家にすぐに食べられるものを置いておかない**のが一番です。次のページで紹介しますが、間食がすぐにできると思うから、ついつい手がのびてしまうことも多いのです。家には、調理しないと食べられないものしかストックしないのもよいかもしれません。

小腹がすいたときの間食ワザ

間食、つまりおやつですが、食事のように絶対にとらなければいけないものではありません。

食事と食事の間に空腹になるのだったら、食事の量や内容をまず見直さなければならないでしょう。

ただ、頭をフル回転させたからなにか甘いものが食べたいとか、小腹がすいたからちょっとだけおやつを食べたいということは、確かにありますね。

小腹がすいたときは、**少量で栄養価が高く、満足感が得られるもの**を選びましょう。

少量でも腹持ちがいいおすすめは？

ナッツ類、特にアーモンドはビタミンEやビタミンB_2、オレイン酸、カリウムを含んでいるので**脂肪を燃焼しやすくする効果**もあります。塩分を摂りすぎないために、無塩のものをローストしてください。

ドライフルーツは食物繊細が豊富。ただ糖質量も多いので一度に食べる量は2〜3かけくらいを目安に。

カルシウムが補給できる**小魚やチーズ**などもおすすめです。

また、P98で紹介したような**「大麦入りヨーグルト」**も間食には最適。プレーンヨーグルトにゆで大麦を入れただけのものですが、モチモチとした食感がタピオカみたいに感じられ、食べごたえもあります。乳酸菌と食物繊維の組み合わせで腸内環境もバッチリでしょう。

「ちゃんと甘い」間食を選ぶ

甘いものが食べたいと思ったときは、脳がそれを欲しています。脳をきちんと満足させるために、しっかりと甘いものを食べることが大切です。

つまり、ローカロリーやカロリーオフのような人工甘味料を使った甘いものを食べるのではなく、普通のチョコレートを選んでください。

人工甘味料には、甘さを感じさせるセンサーをごまかす作用があります。脳は錯覚を起こし、糖分を感じているのに、本当に必要な糖分は満たされないため、**甘いものへの依存症になる可能性がある**と言われています。

しっかりと甘いものを食べることをおすすめしますが、「板チョコは1列だけ」などと自分で制限を決めて食べるようにしてください。

ドカ食い予防は「キャベツ」が最適

お酒を飲んで酔わずにはいられない夜があるように、何も考えずにドカ食いしたくなる日もありませんか？

本来、ドカ食いは体にいいわけがなく、ましてヤセたいならば絶対にやってはいけないことです。それでもやはり……というのは人間ですからあるでしょう。

そんなときは、食事の最初に、**キャベツの千切り**を好みの味つけで食べてください。

ドカ食いは〝量〟を食べないことには満足できないからこそ、うってつけなの

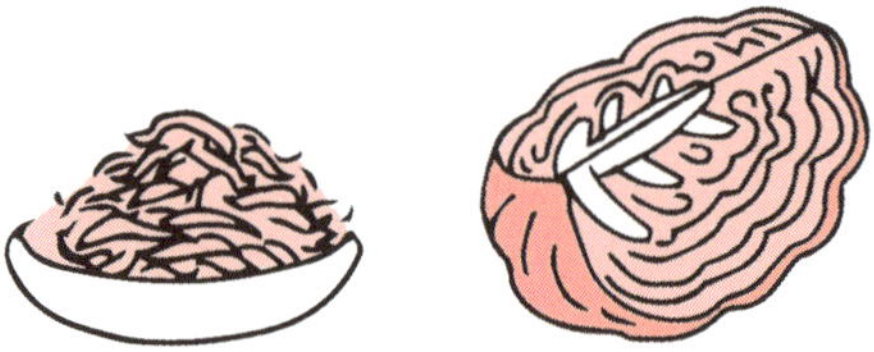

が、かさのあるキャベツの千切りです。

キャベツはビタミンCをはじめ、食物繊維、カルシウムやアミノ酸などが豊富な優秀野菜。生でも食べられ、キャベツの千切りは付け合わせの代表といってもいいでしょう。

4分の1個も千切りにすれば、丼1杯くらいにはなります。見た目にもボリュームがあり、食べ始めるとしっかりと噛まなくては飲み込めません。**噛むことで満腹中枢が刺激され、満足感を得られる**ようになります。キャベツを食べている間に、ドカ食いの欲求は鎮められるのです。

ドカ食いの前も後も頼りになるキャベツ

食事の最初に食べることも忘れないでください。「野菜ファースト」の理論です。先に食べることで食後の血糖値の上昇を抑えるので、もしもその後に糖質を摂りすぎたとしても、血糖値が急激に上がることはありません。

また、キャベツには胃の粘膜を保護し、消化を助けるビタミンUも含まれています。これは胃腸薬にも利用されている別名**「キャベジン」**。

ドカ食いをしたいと思ったときにはまずキャベツの千切りですが、もしも、ドカ食いをしてしまったときでもキャベツも一緒にとっていれば、消化はよくなります。

ストレスの原因も栄養素不足

気持ちが落ち込んだり、無性にイライラしたり……と、仕事や人間関係が原因と思っていたさまざまなストレス。

ところが**食事による栄養素不足が、ストレスの原因になっている**可能性があります。

ストレスに強い体をつくるパントテン酸

体はストレスが起きると抗ストレスホルモンが分泌され、ストレスに対処するように働きます。このとき、副腎の働きを強くし、ホルモンの分泌を促進するのが**パントテン酸**です。

パントテン酸はビタミンB群のひとつで、レバー、納豆、モロヘイヤに多く含まれています。普段からアルコールやコーヒーをたくさん飲む人は、パントテン酸を消耗しやすいため、これらパントテン酸を含む食材をとるように心掛けてください。

精神安定に必要なマグネシウムとカルシウム

マグネシウムとカルシウムは、抗ストレスミネラルと呼ばれます。**マグネシウム**はストレスがたまると消費され、**カルシウム**はイライラを鎮める働きがあります。

マグネシウムを多く含むのは、アサリ、イワシ、玄米など。カルシウムは牛乳、ヨーグルト、干しエビなどに多く含まれています。

ストレスに対抗する
ホルモンをつくるビタミンC

副腎に働きかけ、抗ストレスホルモンをつくる働きのあるのが**ビタミンC**。不足すると、ストレスに負けやすくなります。また免疫力が低下し、風邪などの感染症にかかりやすくなる原因にも。

ミカンやレモンなどの柑橘類、ブロッコリーやカリフラワーなど、ビタミンCを多く含む食品をしっかり摂って、ストレスに負けない体をつくってください。

食前のウォーキングと食後のスクワット

栄養素を考えたヤセるための食事に、軽い運動をプラスすれば、より効果はアップします。**食前食後の軽い運動は、食欲をコントロールするだけでなく、血糖値の上昇を抑えます。**

食べる前に歩くと、空腹を感じにくくなる

食べる前の空腹時、体内では活動を抑制させる副交感神経が優位にいます。活動を活発にさせる交感神経が高まると食欲が低下し、空腹を感じにくくなることがわかっています。

このことから、**食前の軽い運動**をおすすめします。ウォーキングなら誰でも簡

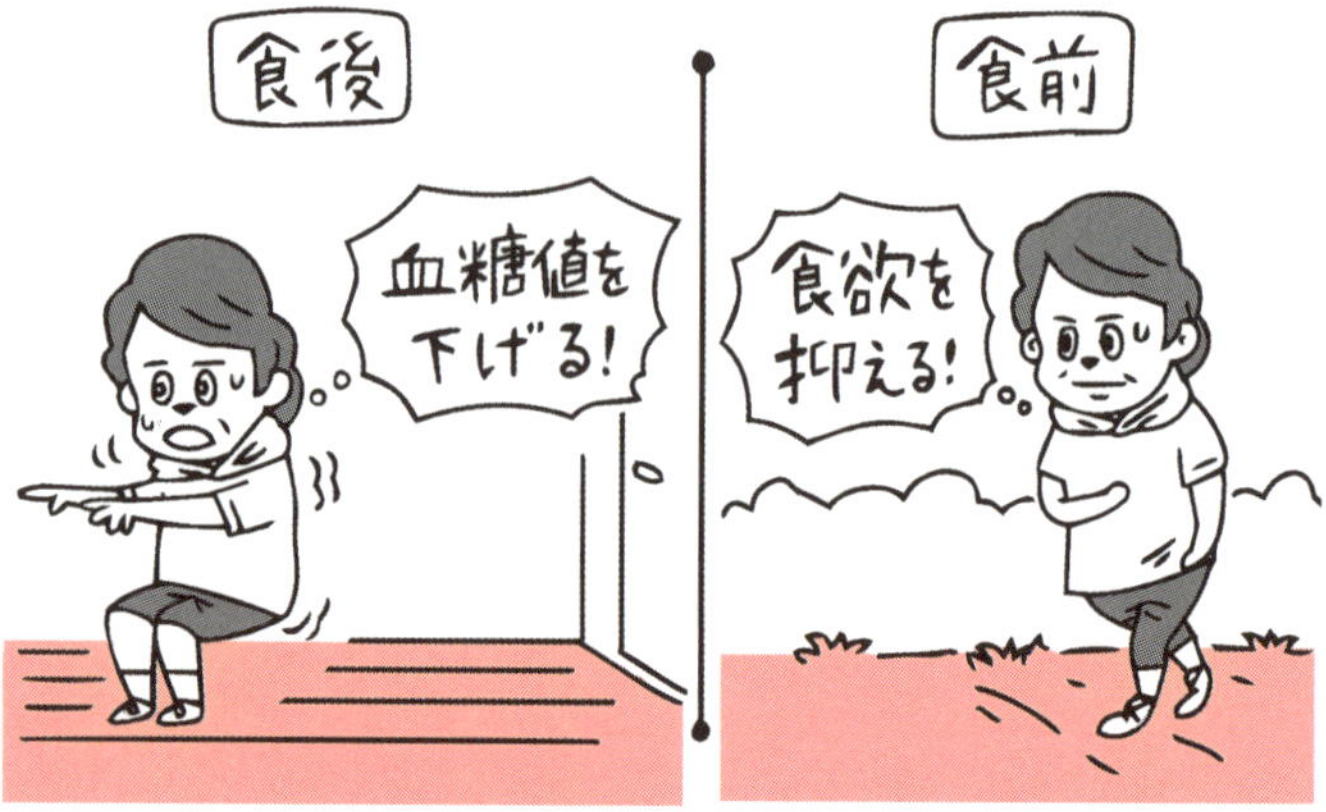

単にでき、実行しやすいのではないでしょうか。じんわりと汗をかく10分ほどで構いません。

空腹状態の体内は糖質が消費されていて、血糖値が下がっています。ウォーキングすることで蓄えている脂質をエネルギーに変え、脂肪は減少します。

食前のウォーキングは、**脂肪を燃焼し、食欲を抑えて過食を防いでくれる**のです。

食後すぐのスクワットで血糖値対策

糖質を摂った食事をすれば血糖値は上がりますが、食後すぐに筋トレすると、血糖値の上昇を抑えることがわかっています。

筋トレのなかでもおすすめは**スクワット**。全身の筋肉量の約70%がお尻、太もも、ふくらはぎといった下半身に集中していますが、スクワットは、この下半身の筋肉を一気に鍛えることができる万能筋トレです（難しい場合は、イスを補助にしましょう）。

筋肉がつけば基礎代謝量もアップ。消費エネルギーが高くなって、ヤセやすい体になります。

また、下半身を鍛えると日頃の立ち上がる、歩く、階段を上るなどの動作が楽に感じるようになり、またそれらの姿勢もよくなって、下半身から引き締まるようにもなります。

Q

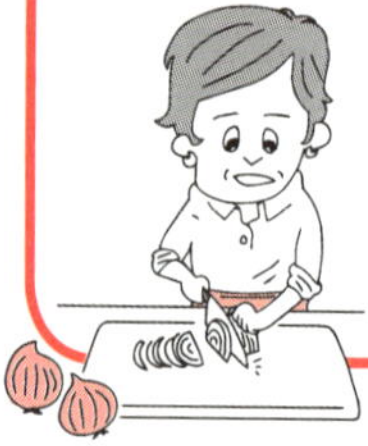

朝昼晩の食事は、具体的にどのように食べたらいいですか？

A

理想的な献立をお教えします。

　本書でお伝えしてきた食材や食べ方を総括し、無理なくヤセるために、おすすめの献立をご提案します。

【朝食／血管と腸内環境向上】…パン（全粒粉入り）、ゆで卵、サラダ、ヨーグルト、バナナ、コーヒー

【昼食／見た目も大満足】…麦ごはん、とろろ汁、紅鮭の塩麹焼き、きんぴらゴボウ、野菜のお浸し

【夕食／疲労回復にも】…麦ごはん、豚の生姜焼き（玉ねぎ＋千切りキャベツ）、大豆入りの五目煮、味噌汁

一番のポイントは、肉と魚、大豆のたんぱく質をバランスよく摂ること。毎日同じメニューは飽きてしまうかもしれませんが、好みでアレンジをしながら、取り入れてみてください。

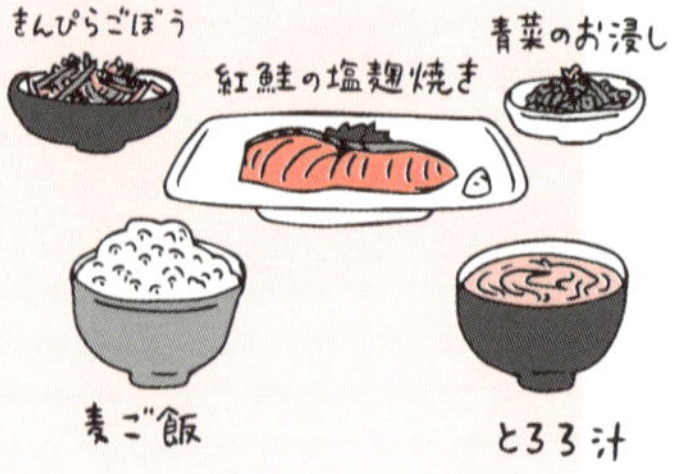

第 6 章

老けない食べ方で
肥満も病気も遠ざける！

「肥満」が私たちの寿命を縮める

日本人の肥満割合は、男性では約3割、女性では約2割にのぼり（平成28年厚生労働省・国民栄養調査）、**糖尿病患者数は年々増えている**のが現状です。

糖尿病人口（糖尿病が強く疑われる者と、糖尿病予備軍の合計）は、2016年に1000万人の大台を突破。いまや、日本の国民的な病気として知られています。

正しい食事や治療法の発展により、年々寿命は延びているものの、糖尿病患者の平均寿命は73・25歳（男女計・2001〜2010年の死亡平均年齢／Journal of Diabetes Investigation）。**一般の平均寿命83・8歳に比べると、およそ10歳も短命**となっているのです。

肥満は死因にどう影響する？

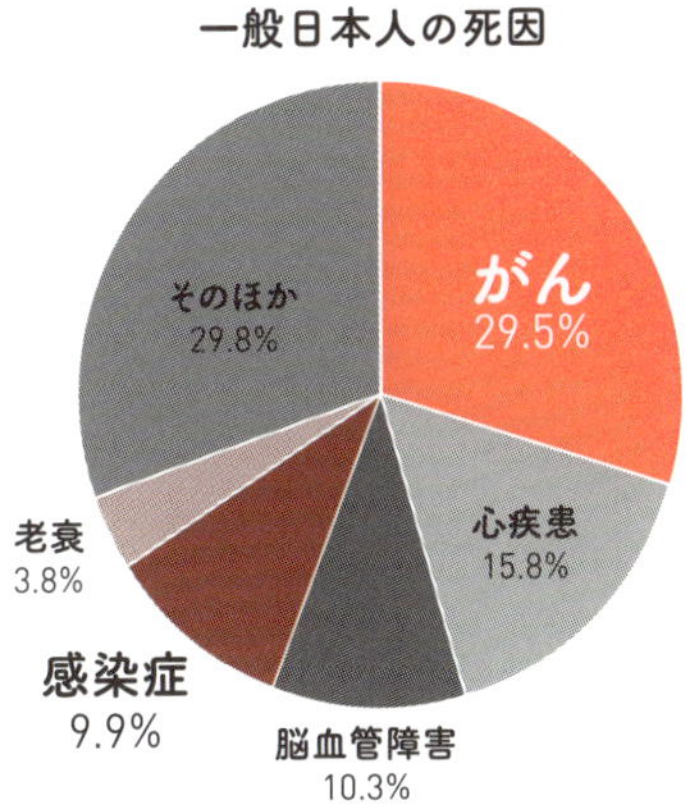

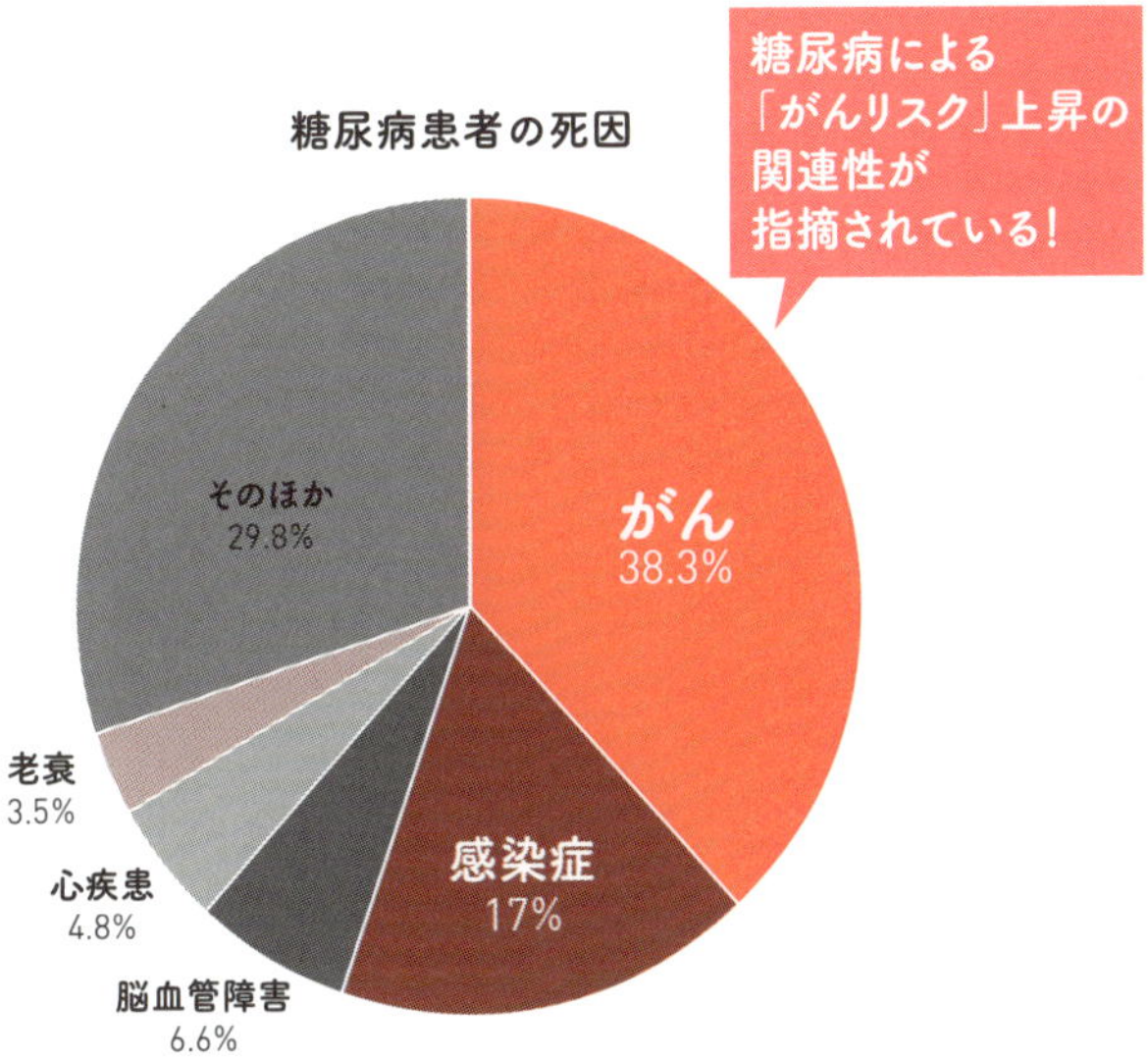

2016年 日本糖尿病学会／2010年 厚生労働省「人口動態統計」

「糖尿病患者」のがん死亡率は一般日本人の1・3倍

その死因を見てみると、がん、感染症が一般より多くを占め、**死因第1位のがんにおいては、一般日本人に比べて1・3倍**になっています。糖尿病患者は、大腸がん、肝臓がんなどでリスクが高くなるデータも公表されています。

さらに肥満は、疲労感や集中力低下、認知症に影響することも明らかになっていて、健康維持の妨げであると断言できます。

このことはつまり、**肥満を解消することが健康長寿につながる**とも言えるでしょう。

ファイトケミカルで血管が若返る

肥満をそのままにしておくと、糖尿病だけでなく、高血圧や脂質異常症などの合併症リスクも高まります。

これらの病気の要因を探っていった先にあるのが、ずばり**血管**です。

偏った食事が習慣化していると、血液中の善玉コレステロールが減って、悪玉コレステロールや中性脂肪が増加。脂質異常症の原因になります。

また塩分の多いものばかり食べていれば、血液の塩分を薄めるために、血液中の水分全体が増え、血液量全体が増えて血圧が上昇して、高血圧症のもとになります。

肥満が進むと血管はどうなる!?

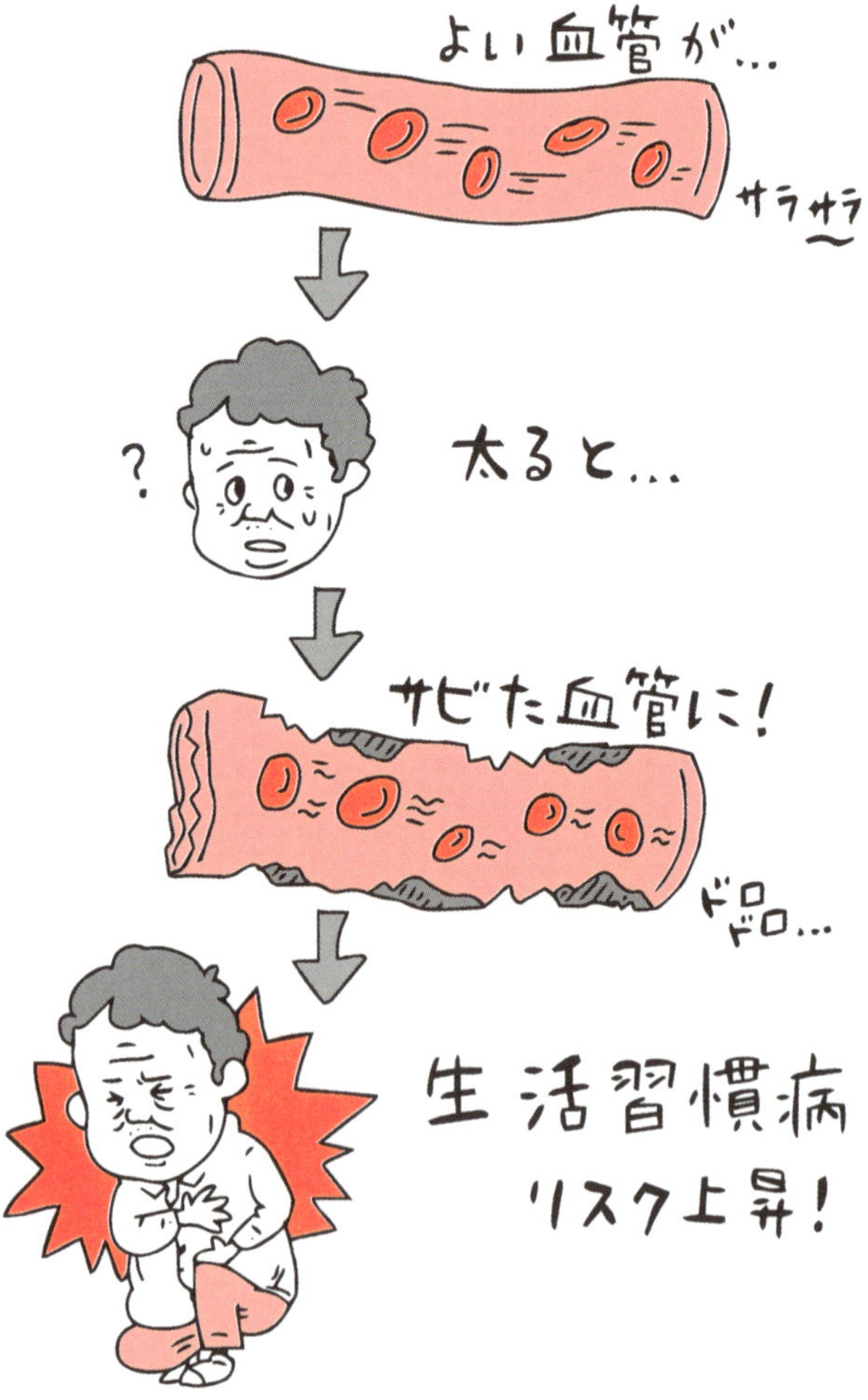

こういったことを繰り返していれば、血管がボロボロになって、生活習慣病を招きやすくなるのは明らかです。

抗酸化作用で血管を強くする！

そんななか、頼りにしたいのが **〝第7の栄養素〟と呼ばれるファイトケミカル**です。

ファイトケミカルの「ファイト」とは、ギリシャ語で「植物」の意味。植物が紫外線や害虫の外敵から自分を守るためにつくり出す物質で、野菜やフルーツ、豆などに多く含まれています。

体内に入ると**抗酸化作用が働き、血行や血流を改善**させたり、老化の原因のひとつである**活性酸素から細胞を守る**ため、血管障害の予防によいとされています。

また、脂質やコレステロールを取り除く力も。

全部で1万種類もあると言われていますが、代表的なファイトケミカルとして、植物のアクや香りの成分である**ポリフェノール**、緑黄色野菜や柑橘類の色素に含まれる**カロテノイド**、大豆に含まれている渋み成分の**サポニン**、ニンニクやタマネギの強い刺激臭や、ワサビなどの辛み成分の**イオウ化合物**などがあります。

それぞれの物質は野菜やフルーツなどの食材にバランスよく含まれているため、1つの成分を抽出したサプリメントで摂るよりも、**食べ物から摂るほうが断然効果的**です。

ビタミンACEで免疫力アップ

「ビタミンACE（エース）」という言葉を聞いたことがありますか？

4章のヤセる栄養素には出てこなかった「ビタミンACE」。これはビタミンA、ビタミンC、ビタミンEの総称のことです。

脂肪を減らしたり、代謝を上げる力はないものの、3つとも**体の免疫力を高めたり、抗酸化作用を持つ**ため、健康維持にはとても心強い栄養素です。**「きれいにヤセる」**という意味でも、ぜひ摂るべきでしょう。

多く含まれる食材は、次の通りです。

●**ビタミンA**↓レバー、ウナギ、緑黄色野菜（春菊、ニンジン、ホウレンソウなど）

●ビタミンC→ブロッコリー、パセリ、ジャガイモ、キウイ、レモンなど
●ビタミンE→植物油、アーモンド、落花生、カボチャ、モロヘイヤ、魚卵など

A＋C＋Eを組み合わせれば抗酸化力がよりアップ

ビタミンAは脂溶性のため、脂質と合わせて摂ると吸収率がアップ。また同じ抗酸化作用のあるビタミンEと一緒に摂ると、EがAの働きをよくし、相乗効果で抗酸化力が高まります。

ビタミンCはコラーゲンをつくるのにも欠かせず、白血球を活性化させて免疫力を高める働きも。強い抗酸化作用のあるEと一緒に摂ることでその力はグンと高まります。

ビタミンEは細胞膜のリン脂質に含まれる不飽和脂肪酸が酸化されるのを防ぎます。Cはその力を高めてくれるため、一緒に摂るとより効果がアップします。

ポリフェノールの若返り効果

ポリフェノールといえば赤ワイン。

フランス人は脂肪分の多い食事をしているにもかかわらず、心疾患が少ないのは、食事と一緒に赤ワインを飲んでいるからと言われています。

その赤ワインにはポリフェノールがたっぷり含まれているということで、注目され有名になりました。

植物が光合成でつくり出す糖分が複雑に合成されてできた、アクや苦味の成分がポリフェノール。Ｐ１６５で解説したファイトケミカルの一種です。

よく耳にする大豆のイソフラボン、ごまのセサミン、緑茶のカテキンもポリフェノールで、その数は５０００種類以上も。種類により独自の働きがありますが、

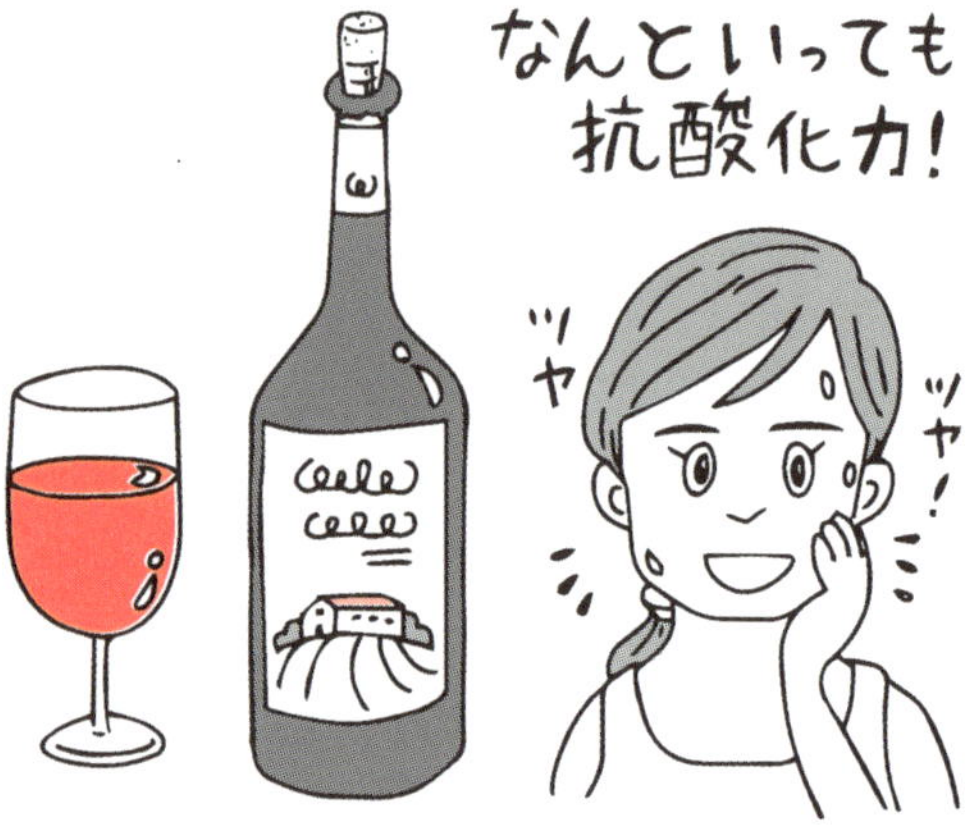

すべてに共通しているのが**強い抗酸化作用**。

とくに赤ワインには、アントシアニンやタンニン、カテキン、レスベラトロールという何種類ものポリフェノールが含まれており、老化の原因となる活性酸素を除去したり、血流を促して美肌を作ったりと、アンチエイジング効果も期待できます。

ポリフェノールは水溶性のため、一度にたくさん摂っても体内に蓄積されません。効果を上げていくためには、**毎日の食事に適量を取り入れる**ことが大切です。

オメガ3で血液サラサラに

脂肪酸とは、脂質を構成する主成分です。そのなかでも構造によって、飽和脂肪酸、不飽和脂肪酸に分かれ、不飽和脂肪酸のなかでも、オメガ3、オメガ6、オメガ9に分かれます。

このなかで、健康的にヤセて老けない体づくりに役立つのが、**オメガ3**の油です。**体内でつくられないため、食べ物で摂るべき必須脂肪酸です。**α-リノレン酸、EPAとDHAなどがあり、前者は亜麻仁油、エゴマ油など、後者は青魚の脂部分に豊富に含まれています。

α-リノレン酸は体内で代謝されると、EPAやDHAに変化するため、両者には同様の効果があるといえます。

脂肪の種類を知ろう

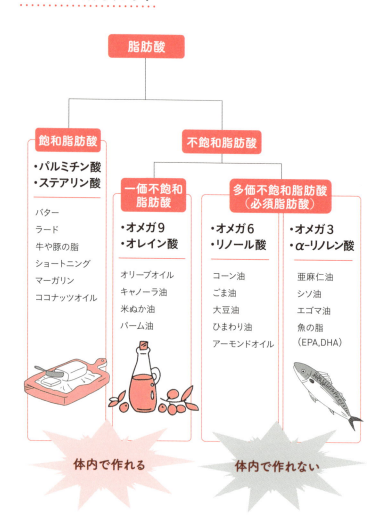

脂肪酸

飽和脂肪酸

- **パルミチン酸**
- **ステアリン酸**

バター
ラード
牛や豚の脂
ショートニング
マーガリン
ココナッツオイル

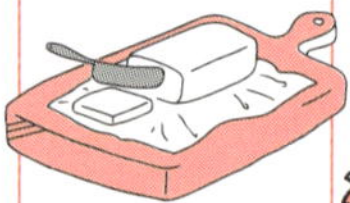

不飽和脂肪酸

一価不飽和脂肪酸

- **オメガ9**
- **オレイン酸**

オリーブオイル
キャノーラ油
米ぬか油
パーム油

多価不飽和脂肪酸（必須脂肪酸）

- **オメガ6**
- **リノール酸**

コーン油
ごま油
大豆油
ひまわり油
アーモンドオイル

- **オメガ3**
- **α-リノレン酸**

亜麻仁油
シソ油
エゴマ油
魚の脂
（EPA,DHA）

飽和脂肪酸・一価不飽和脂肪酸：**体内で作れる**

多価不飽和脂肪酸：**体内で作れない**

血液の流れをスムーズにする

オメガ3には、さまざまな効能があります。

まず、血液がドロドロになるのを防ぎ、血行をよくします。血流が改善されることにより、血圧の低下にもつながります。

また、血液中の悪玉コレステロールや中性脂肪を減らし、脳の働きを高め、記憶力や集中力のアップにも効果的。いいことずくめなので、健康的にヤセるためにはぜひとも継続して摂っていただきたいと思います。

なお、オメガ3の1日の摂取目安量は、1日大さじ1杯分を摂るのがおすすめ。加熱すると酸化してしまうため、**必ず生のままで摂ること。**

亜麻仁油やエゴマ油は、ドレッシングにして野菜にかけると摂りやすくなります。

魚の脂は、加熱調理すると損失してしまうため、刺身で食べるのが一番です。

お酢が血圧、コレステロール、中性脂肪を下げる！

お酢には、米や麦、ブドウやリンゴなど原料がさまざまありますが、主成分は**酢酸**というもの。これが酸っぱさのもとです。そしてこの酸っぱさにこそ、数々の健康パワーが秘められています。

最も代表的な効果は、**高血圧予防**です。

酢酸の働きが血圧上昇のホルモンを抑制して、血液の流れをよくします。

また、お酢は味がしっかりしているため、その分、塩を使う量が少なくて済むという利点もあります。高血圧の大きな原因が塩分の摂りすぎなので、お酢を塩の代わりに使うことで減塩になり、それが血圧上昇を抑制することに。

毎日摂り続けたら、血圧が大幅に低くなったというデータも実証されており、しかも、**大さじ１杯より大さじ２杯のほうがより効果が出ています。**

減塩の料理教室では、塩の代わりにお酢を使って味を調えることを指導するところも多いようです。

太りにくい体づくりにも
もちろん「お酢」

お酢は、**血液中の総コレステロール値と中性脂肪値を下げたり、食後の血糖値が急上昇するのを防ぎます。**

食事と一緒にお酢を摂ると、酢酸によって食べ物が胃にとどまる時間が長くなり、その結果、小腸での吸収がゆっくりになることが考えられます。そうなれば、血糖値は急激に上昇しないでゆるやかになるのです。

血糖値が急激に上昇すれば、血糖値を下げようとしてインスリンが大量に分泌され、脂肪細胞を増やし、糖尿病や肥満を引き起こすことになります。

また、疲れを感じたときにも、ぜひお酢を摂ってください。酢酸は、運動するときに消費されて不足するグリーコーゲンの生成を促進するため、疲労を回復しやすくなります。

このように、お酢には、嬉しい健康効果がいっぱいですから、お酢を摂らない理由がありません。

ちなみに、お酢が苦手な人へ。お酢は加熱しても成分は変わりません。ツーンとしたお酢独特の香りがダメなら、加熱することよって酸味がまろやかになって、食べやすくなります。

それでもお酢を避けてしまう人は、**レモンの酸っぱさも効果的。**含まれるクエン酸には抗酸化作用があり、糖質の代謝を促してくれます。

骨粗鬆症を予防するカルシウムのかしこい摂り方

カルシウムは牛乳などの乳製品に多く含まれており、骨や歯をつくることで知られているなじみの栄養素です。しかし、日本人に不足しがちな栄養素でもあるのです。

カルシウムはミネラルのひとつで、成人の場合で体内には約1キログラムあります。そのうちの99%が骨や歯などの材料になって貯蔵され、残りの1%が血液や体液中に存在。筋肉に作用し収縮させて動かしたり、精神を安定させたりしています。

しかし不足すると、せっかく骨に貯蔵しておいたカルシウムがどんどん使われ、この状態が続くと骨が弱くなり、やがては骨粗鬆症を引き起こすことに。

また、**高血圧や動脈硬化の原因**になることもあります。

カルシウムを貯蔵できるのは35歳までとも言われており、若いうちにカルシウムを摂っておかなければいけないことを痛感しますが、35歳を過ぎても摂らないよりは摂ったほうがいいに決まっています。

吸収を助ける栄養素と合わせて効率よく摂る

実は、**吸収率が低い栄養素でもあるカルシウム。**

摂った量がそのまま体内で利用されるわけではありません。性別や年齢、喫煙か非喫煙などによっても異なりますが、成人の通常の食事でせいぜい25％ほどの吸収率になります。

カルシウムは食品により吸収率が異なるため、吸収率が高いものを選んで摂りましょう。高いのは、牛乳やヨーグルト、チーズなどの乳製品。

栄養素の組み合わせによって吸収率を高めることもできます。

ビタミンDはカルシウムを骨に吸収して蓄積させるためには必要不可欠な栄養素。干しシイタケやしらす干しなどに多く含まれています。カルシウムとビタミンDを必ず一緒に摂るよう心掛けてください。

また、レモンやお酢などに含まれているクエン酸と一緒に摂ると、カルシウムを吸収しやすい状態に変化させてくれます。牛乳にリンゴ酢を少し混ぜて飲んだり、骨付きの肉や魚を煮るときにお酢を加えるなどしてみましょう。

おわりに――続けられるダイエットを始めよう

健康志向の時代になり、体重を落とすためにさまざまなダイエット法が提唱され、藁をもつかむ思いで取り組んでいる方々も多いと思います。しかし、自分にとってのダイエットの目的を、本当に理解できていますか？

巷にあふれるダイエット法は、極端に量を減らしたり、ひとつの食品に限定したものが注目されています。でもそれらは「ガマン」が必要となり、結局長くは続かない。挙句の果てには、ダイエットを始める前よりも体重が増加してしまった……なんて方も多いのではないかと思います。

食事制限をすると、筋肉も同時に減ってしまうため、体の基礎代謝自体が減ってしまいます。そして、元の食事に戻したときには、ダイエット前より消費エネルギーが減ってしまうため、ますますヤセにくい体になってしまうのです。

本書では、食材を置き換えたり組み合わせることで、しっかりと栄養を摂りながら健康的に持続でき、**おいしくヤセられる**ことを目的としました。

短期間でビックリするような減量はできないかもしれませんが、ひとつひとつ実践できれば、ダイエットだけでなく、体のよい変化も感じられるはずです。

本書の制作には一年以上かかりましたが、**2か月で3kg、3か月で5kgの減量に成功しました！**（赤石談）食物繊維をしっかり摂り、腸内環境にいい一品を追加するなど、「食べ方」を変えただけ。特別なことはしていません。糖質オフや制限のダイエットだったら、きっと続けられていなかったことでしょう。

本書を手にした方が、無理をすることなくダイエットに成功することを願っております。ぜひ、健康的な体を目指していきましょう！

東京慈恵会医科大学附属病院　栄養部
濱 裕宣、赤石定典

監修

濱 裕宣（はま・ひろのぶ）

東京慈恵会医科大学附属病院栄養部課長。『慈恵大学病院のおいしい大麦レシピ』（出版文化社）など、多数の健康レシピ本に関わる。給食栄養管理と臨床栄養管理をバランスよく機能させ、患者の立場に立った食生活の向上指導にあたる。

赤石定典（あかいし・さだのり）

東京慈恵会医科大学附属病院栄養部係長。『慈恵大学病院のおいしい大麦レシピ』（出版文化社）など、レシピ本のプロジェクトリーダーとして、栄養食事指導によって、病態改善・治療・治癒への貢献を目指す。

あなたが太っているのは、栄養不足のせい

慈恵医大病院栄養士の正しくヤセる食べ方

2019年2月21日　第1刷発行
2019年4月24日　第2刷発行

監修	濱 裕宣、赤石定典
発行者	鉄尾周一
発行所	株式会社マガジンハウス
	〒104-8003 東京都中央区銀座3-13-10
書籍編集部	☎ 03-3545-7030
受注センター	☎ 049-275-1811
印刷・製本	中央精版印刷株式会社

ISBN978-4-8387-3012-4 C2077

マガジンハウスのホームページ
http://magazineworld.jp/